Dʳ Gabriel MATHERON

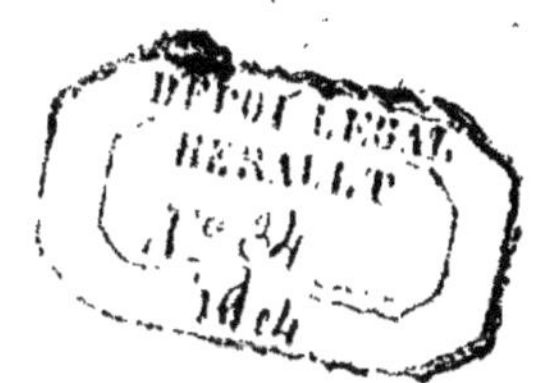

Des Kystes Hydatiques

Supposés primitifs de la Plèvre

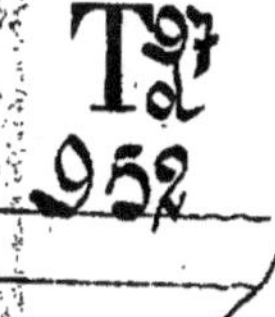

MONTPELLIER

G. FIRMIN, MONTANE ET SICARDI

DES
KYSTES HYDATIQUES
SUPPOSÉS PRIMITIFS DE LA PLÈVRE

PAR

Gabriel MATHERON

DOCTEUR EN MÉDECINE

MONTPELLIER
IMPRIMERIE G. FIRMIN, MONTANE et SICARDI
Rue Ferdinand-Fabre et quai du Verdanson

1904

A MON PÈRE ET A MA MÈRE

A MON FRÈRE

A MA BELLE-SŒUR

A MA PETITE NIÈCE

G. MATHERON.

A MES PARENTS

A MES AMIS

A MES MAITRES

G. MATHERON.

A MON PRÉSIDENT DE THÈSE

MONSIEUR LE DOCTEUR FORGUE

PROFESSEUR DE CLINIQUE CHIRURGICALE A LA FACULTÉ DE MÉDECINE

DE MONTPELLIER

MEMBRE CORRESPONDANT DE L'ACADÉMIE DE MÉDECINE

A MONSIEUR LE DOCTEUR JEANBRAU

PROFESSEUR-AGRÉGÉ A LA FACULTÉ DE MÉDECINE DE MONTPELLIER

G. MATHERON.

INTRODUCTION

Les kystes hydatiques primitifs de la plèvre constituent une affection extrèmement rare, à tel point que pas mal d'auteurs en ont contesté et en contestent encore l'existence. Davaine, dans son *Traité des Entozoaires*, s'exprimait ainsi : « Les hydatides intra-thoraciques ne se forment pas dans la plèvre ; il est vrai que l'on trouve quelquefois dans la cavité pleurale des hydatides renfermées dans des poches adventives, mais ces hydatides sont formées primitivement en dehors de la plèvre et n'y sont ouvertes que par le progrès du développement. » Pour Trousseau, cette localisation est si rare qu'il hésite à admettre l'origine primitivement pleurale de ces kystes.

Sans doute, dans les cas de kystes terminés par la guérison, il est difficile, nous devons même dire impossible, d'affirmer qu'on avait affaire à un kyste primitif. Mais dans les cas terminés par la mort, on a pu nettement constater quelquefois à l'autopsie que la plèvre était seule le siège de formations kystiques, à l'exclusion du foie, des poumons ou de tout autre organe. Les quelques observations qui existent dans la science semblent venir à l'appui de notre assertion, et les recherches auxquelles nous nous sommes livré ont puissamment contribué à la fortifier.

Les premières notions sur les kystes hydatiques primitifs de la plèvre ne remontent pas au delà du commencement de ce siècle : Geoffroy et Dupuytren en publient en 1805 un exemple dans le Bulletin de la Faculté de Médecine, où Cayol en note un autre ; 40 ans après, tout un groupe d'autres observations est présenté à la Société anatomique par Andral et Lemaître, Caron, Genouville, Vidal. A partir de cette époque nous ne trouvons plus que des observations disséminées, n'ayant suscité aucune discussion, aucun travail d'ensemble, ni même attiré l'attention. Citons : en France, l'observation de Gallard, publiée dans l'*Union Médicale* en 1863 ; celle de Moutard-Martin, signalée dans la *Gazette hebdomadaire* en 1871, et celle fort intéressante de Caron dans le *Lyon Médical* en 1873 ; en Allemagne, les deux observations de Walmann rapportées dans les *Schmidts Jahsbücher* de 1862, l'observation de Duetsch (Kiel, 1869), une observation de Landau (1876), celle de Von Lesser (1881). En Angleterre, parmi les faits publiés, nous devons accepter seulement ceux de Southey (1867) et de Groom (1884). Signalons enfin l'observation de Boyd, publiée dans l'*Australian Medical Journal* en 1881, et, en France, ces dernières années, celles de Porte en 1892, de Reboul en 1893, de Rebière en 1894.

A propos d'un kyste hydatique de la plèvre que nous avons eu la bonne fortune d'observer dans le service de M. le professeur Forgue, notre éminent maître nous a conseillé de rechercher, à cause de leur rareté, les cas de kystes hydatiques primitifs de cette séreuse et d'en faire le sujet de notre thèse inaugurale. Nous n'avons pas de peine à avouer que ce travail est simplement le fruit de nos lectures et que nous avons voulu fournir aux maîtres dont nous attendons l'indulgence, une preuve d'étude plutôt qu'une marque d'originalité.

Nous nous efforçons, dans ce modeste travail, de rassembler et de mettre au jour toutes les observations de kystes hydatiques primitifs de la plèvre que nous avons pu recueillir et qui nous ont paru concluantes. Nous nous proposons de rechercher les causes de la rareté de cette localisation des hydatides, par quels symptômes propres, s'il en est, on peut arriver à les diagnostiquer des différents épanchements pleuraux ou des tumeurs des organes voisins : enfin, après avoir étudié leur pronostic, nous examinerons les différents traitements mis jusqu'à ce jour en pratique et nous exposerons avec quelques détails celui qui nous paraît offrir au malade le plus de chances de guérison.

Mais avant d'entreprendre cette étude, qu'il nous soit permis d'exprimer nos sentiments de reconnaissance envers nos maîtres des Hôpitaux de Montpellier, qui ont fait avec tant de généreux désintéressement notre instruction médicale. Nous tenons surtout à remercier M. le professeur Forgue du grand honneur qu'il nous fait en acceptant la présidence de notre thèse. M. le professeur agrégé Jeanbrau nous a toujours accueilli avec une bienveillance dont nous lui savons un gré infini. Enfin, notre reconnaissance se reporte avec joie sur les médecins et chirurgiens de l'Hôpital de Cannes, qui ont su nous rendre si douces et si profitables nos deux années d'internat.

KYSTES HYDATIQUES

SUPPOSÉS PRIMITIFS DE LA PLÈVRE

ÉTIOLOGIE

Le nombre très restreint de nos observations nous paraît déjà une preuve des plus évidentes de la rareté des kystes hydatiques de cette séreuse. Héarn, dans sa thèse sur les « Kystes hydatiques du poumon et de la plèvre », ne cite sur un total de 144 observations que 8 cas de kystes de la plèvre, et parmi ceux-ci, 5 seulement sont primitifs : il faut même faire une réserve et n'en admettre en réalité que deux qui ont été vérifiés à l'autopsie, les trois autres ayant été suivis de guérison.

Heydenreich, dans son article sur le « Traitement des kystes hydatiques de la plèvre et des organes qui l'avoisinent », confirme cette rareté. « Les kystes hydatiques, dit-il, se localisent rarement dans la plèvre. Sur un total de 983 de ces kystes, Neisser n'a compté que 17 échinocoques primitifs de la plèvre, et Carl Maydl, sur 16 cas de kystes de la plèvre, n'en trouve que 3 primitifs. »

Cette rareté est-elle répartie également dans tous les pays ? L'article d'Heydenreich semble montrer que nos voisins sont plus exposés que nous, que les cas de kystes hydatiques de la plèvre sont plus fréquents en Allemagne qu'en France. La solution nous paraît facile à trouver, si nous considérons la fréquence des échinocoques dans les différents pays. Il est évident que plus cette maladie sera commune, plus grand sera le nombre de kystes localisés dans la plèvre. Il existe surtout deux pays dans lesquels les kystes hydatiques règnent d'une manière endémique. Ce sont l'Islande et l'Australie. D'après les docteurs Bird, Thomas et Finsen, la fréquence des hydatides dans ces régions est due au nombre considérable de chiens et à leur fréquentation continuelle avec l'homme. Mais à ces conditions il faut ajouter l'extrême malpropreté dans laquelle vivent les habitants de ces pays et l'étonnante résistance des œufs du tœnia œchinococcus. Ces œufs, en effet, se mêlent à l'eau, s'incrustent sur les végétaux, et c'est ainsi qu'ils sont avalés par l'homme. De plus, la sécheresse, qui règne souvent dans ces régions, est un facteur qui contribue à la propagation de cette maladie, les habitants étant peu scrupuleux dans le choix de leur eau potable.

La cause de l'affection des kystes hydatiques en général est la pénétration dans les organes des œufs du tœnia œchinococcus, qui vit à l'état adulte dans l'intestin du chien. Mais pourquoi observe-t-on si rarement la localisation primitive de l'hydatide dans la plèvre, alors qu'elle est relativement si fréquente dans le foie et dans les poumons ? Nous allons trouver, dans le trajet qu'est obligé de suivre le germe du tœnia pour arriver à la plèvre, des causes suffisantes pour expliquer la rareté de cette localisation de l'hydatide. Nous ne pouvons mieux faire que de reproduire à ce sujet les arguments d'Ollier de Vergèze (thèse de Lyon, 1892) qui nous ont paru très conformes à la réalité. « Nous n'avons qu'à retracer rapidement la voie que l'embryon est obligé de suivre, les filtres qu'il est obligé de traverser, pour nous rendre compte des nombreuses difficultés qu'il doit rencontrer pour parvenir jusqu'à la plèvre.

» Ingéré avec quelque substance alimentaire, végétale d'ordinaire et sur laquelle les œufs ont été déposés par un chien, avalé avec l'eau d'un cours d'eau ou d'une mare dans lesquels ces œufs ont été entraînés par les pluies, le germe trouve dans les sucs digestifs de l'estomac un agent qui dissout la coque dont il est entouré ; l'embryon s'accroche alors à la membrane muqueuse de l'intestin, à l'aide de ses crochets, il se fraye un passage vers les organes parenchymateux, ou, attiré dans la veine porte, il est entraîné par le courant dans le foie. Là, il est rare qu'il ne trouve pas un asile définitif. Les crochets devenus inutiles tombent, et le petit être, désormais immobile, prend la forme vésiculaire et devient une hydatide. S'il n'a pas été emprisonné dans les vaisseaux du foie, il passe dans le cœur qui le chasse dans les poumons : nouveau réseau offrant autant de chances d'arrêt que le foie lui-même. S'il ne trouve pas encore là un asile propice, retombé dans la grande circulation, il est lancé derechef par le cœur dans quelque vaisseau qui lui livre sans doute d'autant moins passage que son calibre est plus petit ; ce serait donc par ce trajet très sinueux, après avoir traversé le lacis sanguin du foie et du poumon que l'embryon serait porté par hasard dans la plèvre.

» Cette hypothèse, généralement admise, est sans doute

l'itinéraire que doit suivre le germe dans certains cas.
Mais alors, pourquoi, s'il en est ainsi, les cas de kystes
hydatiques ne seraient-ils pas aussi fréquents du côté
gauche que du côté droit ? pourquoi cette préférence de
l'échinocoque pour la plèvre droite ?

» Nous ne voyons une raison majeure à cette localisation
que si nous admettons un autre mécanisme, un autre trajet que suivrait l'embryon, son passage direct du foie dans
la séreuse.

» Pourquoi ces germes si ténus, si frêles, qui peuvent
passer entre les cellules endothéliales du revêtement intes-
tinal, qui, saisis parfois par les leucocytes, sont déversés
dans les canaux lymphatiques au sein desquels ils che-
minent pour tomber dans les grands canaux qui les con-
duiront au foie, pourquoi ces germes ne passeraient-ils
pas à travers les lacunes lymphatiques qui font si largement
communiquer la cavité abdominale et la cavité thoracique?
Portés vers la périphérie du foie, ils traversent la capsule
de Glisson, et là, trouvant l'embouchure d'un canalicule
lymphatique, ils s'y engagent, arrivent dans la plèvre et s'y
fixent. Cette hypothèse expliquerait alors, par la disposition purement anatomique ou les rapports du foie, la prédominance des kystes hydatiques dans la plèvre droite.
Accolé au diaphragme, qui seul le sépare de la plèvre, le
foie est en connexion par sa face supérieure avec toute la
base de la plèvre droite qui le coiffe. Presque entièrement dans l'hypocondre droit, il n'offre guère que l'extrémité de son lobe gauche qui puisse avoir quelques rapports indirects avec la plèvre gauche : le péricarde, les
gros vaisseaux, l'estomac l'en éloignent. Les routes ouvertes aux embryons sont dès lors d'autant moins nombreuses que les surfaces en rapport seront moindres,

qu'il y aura moins de bouches lymphatiques pour leur permettre l'accès de la séreuse.

»Ainsi peut s'expliquer cette prédominance des kystes hydatiques à droite, prédominance qui n'aurait pas de raison d'être si l'embryon pénétrait dans les plèvres par la voie des vaisseaux sanguins. »

SYMPTÔMES ET DIAGNOSTIC

Le diagnostic des kystes hydatiques de la plèvre présente de sérieuses difficultés. D'une manière générale, les symptômes sont les mêmes dans les kystes hydatiques et dans un certain nombre d'autres lésions pulmonaires.

Il en est une surtout, dans laquelle la confusion est fort possible, nous voulons parler des épanchements pleurétiques enkystés. La ressemblance entre les deux affections est frappante. Supposons, en effet, un épanchement pleurétique formé depuis un certain temps ; il est, au moment où nous l'examinons, complètement dépouillé des symptômes inflammatoires et de la réaction générale qui ont accompagné son début ; la plèvre s'est habituée à son nouvel état, des adhérences se sont établies sur le pourtour du liquide et la tumeur ne possède que des caractères purement locaux. Ceux du kyste ne sauraient offrir de différences physiques, car dans les deux cas c'est un liquide enkysté, dans les deux cas les parois thoraciques et les poumons sont soumis aux mêmes influences de refoulement, de pression et de gêne, dans les deux cas enfin, la lésion locale ne détermine point de retentissement général. (Héarn, thèse de Paris, 1875.)

C'est ce qui explique (et nous pourrions multiplier les exemples) pourquoi dans la plupart des observations que nous avons recueillies, le diagnostic n'a pas été fait et l'intervention a presque toujours été commandée par le diagnostic d'épanchement pleural, soit de pleurésie simple, soit de pleurésie purulente.

Dans ses cliniques, Trousseau laisse entrevoir toute la difficulté que présente le diagnostic de ces hydatides pleurales. « Le diagnostic du siège précis des kystes hydatiques intra-pleuraux, dit-il, est d'autant plus difficile, que les tumeurs hydatiques de la surface convexe du foie peuvent en imposer, soit qu'elles envahissent la poitrine en refoulant le diaphragme sans le perforer, soit qu'elles s'ouvrent un passage sans se rompre à travers les fibres dilatées et usées du muscle. »

Gallard n'atteste pas moins cette difficulté. « Le diagnostic de l'hydatide de la plèvre, dit-il, a-t-il jamais été porté pendant la vie? Je dois reconnaître pour ma part qu'il ne s'était pas présenté à mon esprit, et qu'après avoir pendant de longs mois inscrit sur mon diagnostic : pleurésie chronique avec épanchement, j'en étais venu à me demander pendant les dernières semaines s'il ne s'agissait pas d'une tumeur solide, plutôt que d'une tumeur liquide. »

N'existe-t-il donc pas quelques symptômes qui soient propres aux kystes hydatiques de la plèvre et qui puissent les différencier des autres tumeurs ou affections intra ou extra-thoraciques avec lesquelles on les confond telles que : épanchements pleuraux récents ou anciens, tuberculose, cancer du poumon, kyste hydatique du poumon et du foie, abcès du foie, etc... ? Et parmi ces symptômes n'y en a-t-il pas qui soient susceptibles de nous faire soupçonner le caractère primitif de ces kystes? La tâche est dure, mais l'examen des différents symptômes des kystes pleuraux nous permettra peut-être de saisir quelques nuances, insignifiantes lorsqu'elles sont isolées, mais plus significatives dans leur ensemble et leur réunion. Pour cela nous allons suivre la marche habituelle dans l'étude de la symptomatologie des lésions pleuro-pulmonaires.

Signes Rationnels

Ce sont : la douleur, la toux, la dyspnée, l'état général.

1° *Douleur.* — Elle siège du côté affecté ; elle est aiguë, pongitive ; de plus, au lieu d'être un simple phénomène initial et de s'effacer assez rapidement comme cela se produit dans les épanchements pleuraux enkystés, elle persiste, au contraire, pendant toute la durée de la maladie. Vigla s'est appuyé sur cette particularité, lorsqu'il a voulu établir la différence entre le kyste intra-thoracique et un épanchement. Mais la douleur présente malheureusement les mêmes caractères dans le kyste pulmonaire ; dans le cancer, elle est plus vive et s'accompagne d'élancements.

2° *Toux.* — Elle est en général sèche, d'origine réflexe, comme dans la pleurésie, dans le kyste du foie avec compression pulmonaire, dans le kyste du poumon, avec cette différence que dans le kyste du poumon elle offre un caractère quinteux.

Mais, lorsque la toux est suivie d'expectoration, l'examen des matières expectorées donne des indices plus certains. Dans le cancer, les crachats sont constitués par des mucosités adhérentes, translucides, ils ont une teinte rougeâtre par suite du sang qu'ils contiennent et ressem-

blent à de la gelée de groseille. On y rencontre des parti-
cules cancéreuses qui ne permettent pas de les confondre
avec les crachats tuberculeux.

Dans la tuberculose, les hémoptysies sont plus fréquentes, précoces. Les crachats sont caractéristiques et
l'examen microscopique décèle le bacille de Koch. Dans
les kystes pulmonaires, les hémoptysies se rencontrent
souvent, jamais dans les kystes pleuraux. Le crachement
de sang n'a été signalé que dans des cas fort rares, et
l'on peut se demander s'il ne s'agissait pas de kystes primitivement formés dans le poumon. Quoi qu'il en soit, ces
faits ne sauraient infirmer la proposition suivante que
nous croyons vraie, presque sans exception : les kystes
hydatiques développés dans la plèvre ne déterminent
l'hémoptysie, ni à leur début, ni à une phase quelconque
de leur évolution.

L'expectoration due à l'hydatide pleurale ne contient,
en général, que des crachats de catarrhe ou de congestion
dus à la compression. Si on y rencontrait de petites vésicules ou des membranes, le diagnostic de l'hydatide serait
fait ; mais alors, aurait-on affaire à un kyste pleural ou à
un kyste pulmonaire ? Nous n'en avons qu'un exemple
dans nos observations, tandis que la chose est fréquente
dans les kystes pulmonaires.

3° *Dyspnée.* — Elle ne présente pas de caractère bien
particulier et ne diffère en rien de la dyspnée produite par
un kyste pulmonaire. Elle offre dans sa manifestation et
ses degrés un rapport très exact avec la gêne qu'apporte
le kyste aux fonctions pulmonaires. Pendant une longue
période de son évolution, le kyste refoule le poumon, se
développe aux dépens de sa compressibilité, entrave sa
dilatation ; la respiration sera donc gênée. Ce sera une

gêne essentiellement mécanique. Mais, à une période plus avancée de la maladie, ce n'est plus la simple oppression du début, c'est une dyspnée continue et fort intense. Il est enfin des cas dans lesquels la gêne respiratoire atteint le degré extrême de l'orthopnée.

4° *Etat général.* — Les kystes de la plèvre sont en général mieux tolérés que ceux du poumon. Mais l'amaigrissement existe ordinairement, quoique peu prononcé. Les conditions qui le déterminent sont au nombre de trois principales : le mouvement fébrile qui accélère la combustion organique, les lésions inflammatoires péri-kystiques et enfin le ralentissement des échanges gazeux respiratoires en rapport avec la diminution du champ de l'hématose. Par contre, l'appétit étant conservé et les organes digestifs souvent intacts, la réparation peut s'effectuer et l'équilibre entre les recettes et les dépenses peut persister pendant longtemps ; il n'est pas à dire qu'il ne soit quelquefois rompu, mais il l'est plus tardivement que chez les phtisiques.

La fièvre n'est pas un symptôme aussi constant que dans la tuberculose ; elle apparaît surtout à une période avancée de la maladie, et elle est le plus souvent en rapport avec l'existence d'une complication phlegmasique, de sorte qu'elle ne présente pas d'ordinaire le type continu. Elle peut même, dans certains cas, faire complètement défaut.

SIGNES PHYSIQUES

1° *Voussure du thorax.* — Toutes les fois qu'un corps étranger liquide ou solide se développe dans la cavité thoracique, il doit nécessairement traduire sa présence par une dilatation du thorax. Dans le kyste hydatique de la plèvre, la voussure du thorax est en effet un phénomène constant pour peu que le kyste ait quelque dimension. Mais elle se rencontre aussi communément dans le kyste pulmonaire, dans le kyste du foie, dans l'abcès du foie. Il faut dire qu'elle y acquiert une topographie et des degrés bien différents.

L'abcès du foie ne déforme le thorax que lorsqu'il atteint de grandes dimensions, mais il est alors accompagné de frissons, de fièvre, avec type intermittent hépatique.

Le kyste du foie se manifeste par une voussure thoracique moins apparente, beaucoup plus limitée à la base. Cela tient sans doute au jeu des 'ernières côtes qui, déjetées en dehors, tendent à se rapprocher de la position horizontale.

Les épanchements pleurétiques produisent aussi une voussure, mais cette voussure n'est jamais si nettement limitée que dans les kystes, ainsi que l'a constaté Vigla. En outre, dans la grande majorité des cas, elle n'est pas aussi prononcée que dans les cas d'hydatides, où elle peut être considérable. Trousseau ajoute à ce fait une grande importance, « C'est, dit-il, un signe de la plus grande valeur, et qui, à lui seul, pourra vous autoriser à tenter la ponction exploratrice. »

C'est d'ailleurs sur ce signe que Vigla s'était surtout basé pour faire son diagnostic. « Il fallait, dit-il, pour effectuer une dilatation partielle si considérable, le développement d'un produit morbide, liquide ou solide. Un cancer et surtout un kyste hydatique paraissaient seuls réunir de semblables conditions. La distribution était dans son cas si irrégulière qu'elle ne paraissait pouvoir se concilier qu'avec un produit organisé. La tumeur respectait le premier espace intercostal, les trois quarts postérieurs et supérieurs du côté droit, pour aller envahir une partie du côté gauche. Pareille disposition ne peut appartenir qu'à un kyste hydatique, mais le kyste est-il alors pleural ou pulmonaire ? Ce signe ne nous l'indique malheureusement pas.»

2° *Vibrations vocales.* — Les vibrations vocales sont affaiblies, diminuées ou même abolies. Mais il est inutile d'insister sur l'existence d'un symptôme fort important, mais qui ne donne lieu à aucune constatation, ni au sujet de son existence, ni au sujet de son mécanisme, aussi simple et aussi rationnel que dans les épanchements pleurétiques.

3° *Percussion.* — Les lois physiques qui régissent la sonorité du thorax et la transmission des vibrations vocales veulent que lorsqu'un liquide s'accumule en quantité notable dans la plèvre, il y ait à la fois absence de vibrations vocales et matité à peu près complète. Or, que ce liquide soit le résultat d'un épanchement pleural ou d'un kyste hydatique, les conditions physiques sont les mêmes, les résultats doivent donc être identiques ; c'est en effet ce qui a lieu. La différence dans les limites de la matité, décrivant une parabole à convexité supérieure dans les cas d'épanchement pleurétique, tandis qu'elle peut offrir toutes sortes de directions dans les cas de kystes, est peut-être un signe différentiel d'une certaine valeur.

4° *Auscultation.* — Une grande variabilité dans les phénomènes d'auscultation s'explique par les dimensions variables du kyste et par la compression proportionnelle du tissu pulmonaire. Lorsque le kyste est fort volumineux, on n'entend rien à son niveau, ni bruit normal, ni bruit pathologique ; mais sur le pourtour, la compression du poumon se traduira par des bruits divers. La compression est-elle légère, on entendra un souffle léger, lointain, voilé, comme celui de certaines pleurésies ; est-elle plus forte, les petites bronches sont complètement obstruées et la résonnance vocale prendra le timbre d'un souffle bronchique. Supposons une compression plus forte encore, ne laissant perméables que les grosses bronches, le timbre spécial que présentera la respiration ressemblera tout à fait au souffle caverneux.

Mais au point de vue du diagnostic, ces signes stéthoscopiques n'ont pas une grande valeur, car ils sont à peu près les mêmes dans la pleurésie.

La voix offre des caractères assez divers dont le plus important est l'égophonie. Malgré l'opinion de Vigla, l'égophonie manque absolument dans les kystes pulmonaires : elle constituera donc un précieux signe différentiel entre les kystes pulmonaires et les kystes pleuraux.

5° *Ponction.* — La ponction constitue un moyen de diagnostic d'une certaine valeur ; si on prend toutes les précautions antiseptiques sans lesquelles on s'expose à des dangers sérieux, elle peut être d'une grande utilité. La ponction capillaire, faite avec la seringue de Pravaz, n'indiquera pas à elle seule le lieu précis où se sera développée l'hydatide, mais elle permettra au moins de connaître la nature de la tumeur, sinon toujours, du moins dans bien des cas. Le liquide pourrait être dû à un épanchement pleurétique, mais il n'a pas dans ce cas l'aspect eau de roche du liquide de l'hydatide. Celui-ci est neutre, légèrement alcalin ; sa densité varie entre 1009 et 1015, riche en chlorure de sodium, et absolument privé d'albumine, du moins tant que les hydatides sont vivantes ; il contient des crochets ou des débris de membranes qui, au microscope, dévoilent nettement la nature de la tumeur.

Si ce liquide est devenu trouble, il contient une certaine accumulation de matériaux solides, débris d'échinocoques et d'hydatides, des crochets, des cristaux de cholestérine. De tous ces signes, celui qui a une réelle valeur, c'est la présence des débris de membranes d'échinocoques et de crochets, qui, appartenant à un être spécial, n'ont pas leur raison d'être dans la pleurésie.

En résumé, les signes qui nous permettent de distinguer le kyste hydatique de la plèvre de la pleurésie sont : les caractères de la douleur, l'expectoration d'hydatides, si elle a lieu, la déformation thoracique plus limitée et plus capricieuse, la netteté des limites de la matité, l'absence de déplacement de la matité et de la sensation de flot, enfin la nature du liquide.

Dans les kystes du foie, le point maximum de la douleur est plus bas ; la toux est rare, la dyspnée n'a lieu que si le kyste est volumineux ; la voussure thoracique occupe la base de la poitrine, les côtes se rapprochent de la position horizontale ; la matité ne remonte que rarement au-dessous des limites normales supérieures du foie, qui est plus souvent et plus fortement abaissé que dans l'hydatide pleuro-pulmonaire.

Le cancer du poumon est plutôt une affection de la vieillesse, la douleur est plus vive, avec élancements, la cachexie est rapide, la transmission des vibrations vocales exagérée, etc.

L'anévrysme de l'aorte, les tumeurs du médiastin ont des caractères particuliers et propres qui les différencient nettement, et sur lesquels nous n'insisterons pas davantage.

Nous savons maintenant quelle est la nature de la tumeur, nous avons pu par les symptômes précédents, diagnostiquer un kyste hydatique. Mais ce kyste appartient-il à la plèvre ou au poumon? Dans les kystes pulmonaires, la toux, l'expectoration, sont plus fréquentes, mais elles peuvent exister dans l'hydatide de la plèvre. L'hémoptysie est en faveur du kyste pulmonaire. L'égophonie, fréquente dans les kystes pleuraux, est toujours absente dans les kystes pulmonaires.

La difficulté est encore plus grande, lorsqu'il s'agit de savoir si le kyste est primitif ou secondaire. L'absence complète d'autres tumeurs dans les autres organes pourrait faire croire à un kyste primitif. Mais combien de fois ne voit-on pas des hydatides très petites, rester dans cet état stationnaire sans donner naissance à aucun phénomène qui dévoilât leur présence, passer inaperçues et n'être découvertes qu'à l'autopsie! Ce fait doit nous tenir en garde contre une erreur trop possible. (Ollier de Vergèze, thèse de Lyon, 1892.)

En somme, le diagnostic des kystes hydatiques de la plèvre est toujours difficile. S'il est parfois possible, nous serons bien plus souvent dans l'impossibilité de distinguer la nature de la lésion, jusqu'à ce qu'une circonstance particulière vienne nous éclairer.

OBSERVATIONS

OBSERVATION PREMIÈRE

(Genouville. — *Bull. soc. anal.*, 1857, p. 56)
Kyste hydatique de la plèvre droite. — Mort.

Le nommé G... J..., 71 ans, entre le 21 février 1857 à l'hôpital Saint-Antoine, pour une affection du cœur, caractérisée par un bruit de souffle dont le maximum était à la base au premier temps, et par une matité assez étendue à la région précordiale. Cet homme avait les jambes enflées et se plaignait de gêne dans la respiration.

Ce ne fut que vers le 10 mars qu'il accusa une douleur assez vive dans le côté droit de la poitrine.

On put constater alors par la percussion une matité occupant toute la partie postérieure du côté du thorax et, par l'auscultation, du souffle bronchique dans les fosses sous et sus-épineuses, absence de respiration dans le reste de ce côté. La dyspnée devint de plus en plus grande; on trouvait, en effet, dans le poumon gauche, de nombreux râles sous-crépitants. Le malade mourut le 17 mars.

Autopsie. — En ouvrant la poitrine par deux sections portées au niveau des articulations chondro-costales, on s'aperçoit que le côté droit du thorax est divisé verticalement en deux parties : l'une, la plus interne, est consti-

tuée par le poumon ; l'autre, externe, par une poche
volumineuse qui lui est accolée dans tout son bord libre
et dont il est impossible de la séparer. Cette poche adhère
aux parois thoraciques, mais d'une manière lâche, et qui
permet de l'en séparer. Après avoir enlevé tout le contenu
du thorax, on remarque que le poumon droit et la poche
conservent tout à fait la forme de la cavité thoracique,
refoulée vers les médiastins, mais d'une manière égale et
régulière. Le poumon occupe le tiers interne de la cavité
thoracique droite sans empiéter sur les médiastins et sans
refouler le cœur ; son bord libre est comme aplati et il
reste au côté interne de la poche une tranche de poumon.
La poche occupe les deux tiers externes de la cavité thoracique droite. Elle est de couleur blanc-jaunâtre ; elle
contient 2 litres 1/2 d'un liquide couleur mastic gris,
onctueux au toucher. L'intérieur de la poche est tapissé
par une très grande quantité de plaques crétacées. Le
poumon est adhérent à la poche, mais, par une dissection
attentive, on peut très bien l'en isoler. Ces parties déta-
chées sont recouvertes d'une membrane qui semble être
la plèvre pulmonaire.

Le poumon lui-même n'est point carnifié ; il est crépi-
tant et se laisse facilement insuffler. Quant aux rapports
de la plèvre pariétale avec cette poche, ils sont très diffi-
ciles à déterminer ; en effet, cette plèvre, arrivée au niveau
de la réunion du kyste et du poumon, devient tellement
adhérente qu'il est impossible de savoir ce qu'elle devient.

M. Vidal reconnaît sur cette pièce les caractères des
kystes hydatiques anciens, à parois d'apparence ostéo-
cartilagineuse, ayant subi, après la mort des acéphalocystes, la transformation crétacée. La dissection attentive
qui a été faite par M. Genouville, en démontrant l'inté-

grité du poumon, semble prouver que le kyste a pris nais
sance et s'est développé dans la cavité pleurale.

OBSERVATION II

(Vidal. — *Bull. Soc. anat.*, 1857.)
Kyste hydatique de la plèvre gauche. — Mort.

J'ai vu, dit M. Vidal, un cas dans lequel le kyste hydatique, à peine fixé par quelques adhérences aux deux
feuillets de la plèvre entre lesquels il était logé, a été pour
ainsi dire pris sur le fait de son mode d'évolution.

Cette hydatide avait le volume du poing, était unique,
ne renfermait pas d'acéphalocystes libres, était remplie
par un liquide hyalin ; la face interne de la poche était
semée de nombreuses granulations.

Elle était placée en dehors et en arrière de la base du
poumon gauche dans la cavité pleurale, où elle était en-
tourée par de fausses membranes jaunâtres, molles, de
formation récente, et baignée par un peu de sérosité trouble, dans laquelle nageaient des flocons albumineux. Aucun kyste fibreux adventif n'entourait l'hydatide, le poumon était à peine refoulé et ne présentait qu'un peu de
congestion.

Ce malade est mort de choléra contracté dans la salle où
il était entré pour une pleurésie gauche.

Il souffrait depuis deux mois, époque à laquelle il avait
eu une fluxion de poitrine ; depuis lors, il ne s'était jamais
complètement rétabli.

Au moment de son entrée, on diagnostiquait une pleurésie gauche, probablement chronique, caractérisée par
de l'égophonie, du souffle pleurétique sous l'aisselle, avec

matité absolue à la base et résonnance skodique au sommet du poumon. La respiration était rude et s'accompagnait d'expiration prolongée au sommet du poumon gauche. Un séton fut passé à travers les téguments de la poitrine, au niveau de l'espace intercostal.

Le 10, la respiration était plus libre, l'égophonie avait disparu, on entendait le bruit de frottement pleurétique et la matité presque absolue en arrière était beaucoup moins prononcée sous l'aisselle. Le 13, le malade semblait en convalescence franche, lorsque à minuit, il fut pris de symptômes cholériques.

Cette observation, comme la précédente, semble montrer la possibilité du développement des hydatides dans la plèvre, conformément à l'opinion de Reynaud, déjà confirmée par le mémoire de Vigla (*Archives générales de médecine*, 1855).

OBSERVATION III

(Gallard, *Union médicale*, 1863, p. 375)
Kystes hydatiques de la plèvre droite

J. B..., 49 ans, commissionnaire, fut reçu, il y a quinze ans, à l'hôpital Sainte-Marguerite, dans le service de Valleix Il éprouvait, dit-il, une douleur dans le côté droit de la poitrine et fut traité pour une pleurésie ; il resta environ deux mois à l'hôpital et se trouva suffisamment bien rétabli pour demander sa sortie. Il reprit son travail pendant environ trois ou quatre mois ; mais voyant ses forces diminuer chaque jour, il entra à la Charité, dans le service de M. Andral. On diagnostiqua une pleurésie et on proposa une thoracentèse, qu'il refusa obstinément. Le malade sortit de la Charité et reprit encore une fois son travail. Après un temps plus ou moins long, il entra à l'hôpital Bon-Secours. Enfin, ayant encore demandé sa sortie, il fut admis à l'hospice des Incurables en 1858, et au mois de juillet 1862, il entrait à l'infirmerie, où il présenta l'état suivant, qui ne subit que d'insignifiantes variations jusqu'au 1ᵉʳ janvier 1863 :

Etat cachectique prononcé, coloration jaunâtre des téguments rappelant tout à fait celle que détermine la cachexie cancéreuse, décoloration marquée des muqueuses ; grande faiblesse (le malade ne quitte pas le lit), peu d'appétit ; langue humide et non saburrale ; pas de fièvre ; toux fréquente, revenant par quintes ; légère dyspnée ; pas de diarrhée ; jamais d'hémoptysies.

La poitrine présente une légère dilatation du côté droit, les espaces intercostaux sont marqués comme à gauche, mais l'ensemble de la poitrine est plus globuleux.

A la percussion, on constate une matité absolue dans toute la hauteur de la poitrine, en arrière, à droite, même dans la fosse sus-épineuse.

En avant, matité absolue remontant jusqu'à deux ou trois travers de doigt au-dessous de la clavicule ; dans cet espace, sonorité exagérée. La matité se continue sur les côtés avec celle de la région postérieure, et en bas, avec celle due à la présence du foie, qui déborde les fausses côtes de quatre ou cinq travers de doigt et ne présente aucune saillie à sa surface. De ce côté de la poitrine, les vibrations thoraciques sont complètement abolies.

Du côté gauche, sonorité et vibrations thoraciques normales et même un peu augmentées. Le cœur occupe sa place normale.

A l'auscultation : à droite, dans les points mats, le murmure respiratoire ne s'entend pas, si ce n'est dans la fosse sous-épineuse, où l'on perçoit un très léger souffle, nullement semblable à celui de la pleurésie. Dans les points sonores, c'est-à-dire dans la fosse sous-claviculaire, respiration soufflante avec quelques craquements. La voix est retentissante dans les points où il y a du souffle, mais dans le reste de la poitrine, on n'entend plus ce retentissement, qui, du reste, n'est nullement égophonique.

On ne constate à gauche que l'exagération du murmure respiratoire. Les battements du cœur sont réguliers, ses bruits sont normaux, mais ils se perçoivent assez loin du côté droit.

Le malade s'affaiblit de plus en plus ; la respiration devient de plus en plus embarrassée et, le 16 janvier, on constate l'état suivant : pas de changement dans le côté droit de la poitrine, mais battements cardiaques, bruit de souffle au premier temps se prolongeant dans les vaisseaux. Pouls à 72, 76, petit, irrégulier, dépressible ; inappétence, pas de fièvre ; dyspnée très intense ; langue humide. La toux a presque tout à fait cessé.

19 janvier. — Il est survenu de l'aphonie ; somnolence persistante. Matité à l'épigastre s'étendant jusqu'à la région précordiale ; pouls moins irrégulier, un peu plus lent ; faiblesse croissante.

On ne constate plus de changement jusqu'au 25 janvier, jour de la mort du malade.

A l'autopsie, après ouverture de la poitrine, on trouve à droite une surface grisâtre, dépressible et formée par la plèvre considérablement épaissie ; on énuclée facilement cette poche et on constate qu'elle est formée par toute la plèvre droite, laquelle contenait environ trois litres de pus.

Quand on a incisé la poche, on trouve à sa face interne

une multitude de petites tumeurs, de volume variable, quelques-unes grosses comme une praline et ayant toute l'apparence du tissu colloïde. De plus, entre chaque tumeur existe une substance mollasse, non adhérente aux parois, de couleur gris sombre, et semblant due à des fragments de fausses membranes.

En incisant les plus grosses des tumeurs, on les trouve formées de deux parties : l'une périphérique, mollasse, jaunâtre ; l'autre centrale, rouge et d'apparence sanguine.

A la partie inférieure de la poche existe une tumeur du volume d'une petite mandarine dont une très petite partie fait saillie dans la cavité du kyste.

Le poumon est accolé le long de la trachée, rien à noter dans les autres organes, le foie est parfaitement sain.

M. Robin ayant examiné la pièce, a émis l'opinion que les tumeurs qui tapissent la plèvre étaient probablement des tumeurs hydatiques.

OBSERVATION IV

Southey. — Case in which a large hydatid cyst was removed from the chist, with ultimate complete recovery. — S. Bartholomews Hospital reports, 1867, p. 394.

Mme B..., âgée de 31 ans, d'aspect cachectique, se soumet à mes soins en mars 1866. Elle était très déprimée et se plaignait de trois symptômes principaux : douleur dans le côté droit du thorax, dyspepsie, toux. Cette toux n'était pas provoquée par un besoin d'expectoration, mais coïncidait avec une sensation particulière dans la gorge et était particulièrement intense la nuit, lorsque la malade était couchée. La peau était chaude, le pouls petit et rapide, la respiration haletante au moindre effort, mais non oppressée lorsque la malade restait tranquille. Appétit mauvais, langue pâle et érodée sur les bords ; urination et règles normales. Le début de ces accidents remontait à quatre ans. Depuis elle a été mariée pendant six mois sans avoir eu d'enfants.

On l'avait traitée pour dyspepsie et pleurodynie.

Je ne trouvai de crépitation ni dans l'un ni dans l'autre poumon, les battements du cœur étaient normaux, le thorax bien mobile et pas de trouble de percussion.

Dès lors, je pensai qu'il s'agissait d'une simple douleur intercostale ; en juin, elle passa trois semaines au bord de la mer et revint plus malade qu'elle n'était partie.

Je trouvai un peu de distension et de sensibilité dans la région hépatique ; le foie était volumineux et son bord inférieur nettement distinct au-dessous du rebord costal ; la zone de matité splénique était aussi un peu agrandie.

La toux était de plus en plus pénible et revenait par crises chaque nuit. Il n'y avait pas d'expectoration et toujours pas de symptômes pulmonaires. Il y avait peu ou pas de fièvre et la débilité n'avait fait qu'augmenter, bien que le moindre mouvement fût cause d'extrêmes fatigues.

J'attribuai tous ces symptômes à un peu de congestion hépatique d'origine miasmatique. Je prescrivis de l'iodure de potassium et un régime sévère.

Malgré tout, le foie continua à augmenter de volume et la ligne de matité correspondante à s'élever. Il n'y avait, du reste, pas d'irrégularité à sa surface ; le moindre mouvement provoquait la toux, la malade restait couchée tout le temps du côté droit.

Le premier décembre, dans l'aisselle de ce côté, je découvris un bruit de frottement ; en même temps, la matité augmentait, sans qu'il y ait eu d'égophonie.

Le 11, tout le côté droit était malade, à l'exception d'une zone de sonorité exagérée au-dessus de la clavicule: en arrière, dans la région scapulaire, la matité était incomplète, et l'on entendait un faible murmure vésiculaire, sans doute transmis par l'autre poumon. La respiration par le poumon gauche était exagérée et compensatrice. Le cœur battait dans l'aisselle gauche.

La marche de l'affection me portait à rejeter soit le diagnostic de pleurésie simple, soit celui de pleurésie chronique avec tuberculose ; j'hésitais donc entre un kyste hydatique venu du foie et ayant pénétré dans la plèvre par destruction progressive du diaphragme et une tumeur maligne du foie et du poumon : j'inclinais, du reste, vers cette dernière hypothèse, d'autant plus que la mère de la malade était morte de cancer à l'âge de 40 ans. J'ordonnai des frictions mercurielles.

Le 27, la malade passa une nuit agitée, son pouls était à 110, petit, faible ; la toux était plus intense que jamais, si bien qu'on avait besoin de recourir à la morphine pour l'arrêter.

Cette crise cessa rapidement, mais laissa la malade très abattue, et, dans l'espoir qu'il pouvait s'agir de liquide pleural ou kystique, je fis une ponction exploratrice. A cette date, j'observai en dedans de l'épine de l'omoplate une légère saillie de la paroi repoussant cet os. En même temps, il y avait de la douleur et de la sensibilité à la pression dans la région capillaire du côté droit, entre les 5ᵉ et 6ᵉ côtes.

Le 1ᵉʳ avril, ponction et évacuation de 132 onces de liquide puriforme ; le trocart fut laissé en place, et, pendant toute la nuit qui suivit, l'écoulement continua.

Le 3 avril, l'écoulement avait diminué et l'état général était beaucoup meilleur ; mais au bout d'une semaine,

l'écoulement devint fétide : il se décomposait manifestement dans la plèvre.

On lava à plusieurs reprises celle-ci à l'aide d'une sonde
en gomme et d'une seringue, mais la petitesse de l'orifice
empêchait certainement de faire ces lavages aussi complètement qu'il aurait fallu.

Aussi, le 4 mai, M. Callender fit, à ma demande, une
incision entre la sixième et la septième côte, en prenant
pour centre la ponction de la plèvre qui avait été faite à mi-
chemin entre la colonne vertébrale et le sternum. On la
fit de 2 pouces de long, de manière à pouvoir introduire
le doigt dans la cavité pleurale, mais l'espace intercostal
était si étroit, et les côtes si rapprochées l'une de l'autre
qu'il fallût d'abord les écarter péniblement l'une de
l'autre. Par l'ouverture, fit hernie une masse lisse qui fut
de suite reconnue pour la paroi d'un kyste hydatique ; on
la saisit et on l'attira doucement. La plus grande partie
était déjà extraite, lorsque la rupture se produisit brus-
quement, et la partie restante du kyste disparut dans le
thorax. Une mèche de lint fut insinuée dans l'orifice thoracique, pour empêcher sa fermeture, et la plaie recouverte d'un pansement.

Le kyste extrait était dans certains points mince et
opalescent, en d'autres épais et opaque ; sa cavité ne contenait pas de vésicules, mais 10 onces environ de pus
grumeleux et sanieux. Le kyste semblait bien s'être formé
primitivement dans la plèvre et non venir du foie, car,
par l'orifice pariétal, je pus introduire mon doigt dans la
plèvre, et sentir la face supérieure, lisse et régulière du
diaphragme.

À partir de ce jour, la guérison suivit son évolution
régulière. Trois mois suffirent pour fermer cette cavité
considérable ; après trois semaines de suppuration abon-

dante, les parois thoraciques s'affaissèrent, et dès la sixième semaine, les côtes sous et sus-jacentes à l'orifice s'imbriquèrent si bien qu'il fallait les écarter avec une sonde cannelée pour donner issue à la petite quantité de pus qui s'y accumulait pendant les vingt-quatre heures : graduellement cette quantité se réduisit. En juillet la plaie était cicatrisée, et le poumon, sur les deux tiers de son étendue, avait recouvré sa sonorité et sa dilatabilité normales.

Le 30 août, l'état est absolument satisfaisant; la malade ne tousse plus et se plaint seulement d'un peu de douleur au niveau de sa cicatrice.

Observation V

Groom. — Hydatid cyst of right pleural; évacuation.
(Lancet, 1884-1886).

L. B..., fillette délicate, âgée de 15 ans, fut admise à « West Derby Union Hospital, Liverpool » le 1ᵉʳ août 1882. Sa mère déclare qu'elle a eu une bonne santé jusqu'en mars 1880, où, à la suite d'un refroidissement, elle fut prise de douleurs dans le côté gauche, gêne de la respiration, petites attaques de sueur pendant la nuit et émaciation graduelle. Ces symptômes augmentèrent de gravité, jusqu'au moment de l'admission, malgré les traitements médicaux régulièrement suivis ; tout le temps on constata l'absence de toux, d'hémoptysie, de troubles alimentaires, de jaunisse, ou des symptômes relevant d'une affection hépatique. Une semaine avant l'admission on avait ponctionné le côté droit du thorax et retiré trois pintes de liquide qui firent penser à un empyème, ce qui décida l'envoi à l'hôpital. L'évacuation du liquide fut suivie d'une amélioration très légère.

A l'admission, la patiente était amaigrie, pâle, avec les conjonctives décolorées. Elle ne pouvait rester étendue et dormait assise dans son lit. Elle se plaignait de vives douleurs dans le côté droit, surtout à la partie postérieure du thorax. Le pouls était de 84, la respiration était de 32; la température était normale et continua telle après la thoracentèse. L'examen du thorax montra que tout le côté droit présentait des dilatations veineuses superficielles, avec élévation de la température et grande sensibilité à la pression.

Il y avait tous les symptômes d'un épanchement distendant le côté droit de la plèvre, avec saillie marquée des espaces intercostaux, depuis la clavicule jusqu'au diaphragme. Le côté droit du thorax au niveau des mamelons mesurait 14 pouces 1|2; le côté gauche 13 pouces 1|2. Le poumon gauche, sauf une légère rudesse du murmure vésiculaire ne présentait rien de particulier. L'auscultation du cœur le montrait refoulé à gauche, la pointe étant à 1|2 pouce au-dessous et 1 pouce en dehors du mamelon gauche. Le foie s'étendait à 1|2 pouce au-dessous du bord costal, mais il paraissait normal, ainsi que tous les autres organes abdominaux.

Le 4 août, la plèvre droite fut ouverte, avec les précautions antiseptiques, par une incision de 1 pouce 1|2 de long au niveau du 6°espace intercostal, 1 pouce en avant du bord axillaire de l'omoplate. Par l'incision s'échappèrent 40 onces d'un liquide inodore, légèrement trouble, de couleur ambrée, contenant de nombreux flocons roses avec des kystes incolores, de volume variable.

Les flocons et une quantité considérable de matière huileuse, qui flottait à la surface du liquide, furent regardés comme dus à la dégénération des parois d'un certain nombre de kystes et, en effet, on vit s'échapper finalement des kystes vidés, ayant en partie subi cette dégénération.

Le doigt introduit par l'incision trouva dans la plèvre un certain nombre de kystes flottants et put explorer la face supérieure du diaphragme qui était lisse et saine.

11 heures du soir, pouls 92, respiration 26, température 98·8 Fahrenheit.

Le 5. — Le sommeil a été bon pendant la nuit ; la malade a reposé sur le dos, la tête appuyée sur un oreiller ; pouls 104, respiration 26, température 99. En enlevant le pansement, il s'écoule 10 onces de liquide analogue à celui évacué la veille et 30 kystes environ sortant par lavage de la plèvre avec une solution phéniquée faible. 11 heures du soir : pouls 100, respiration 28, température 99.

Le 6. — Pouls 100, respiration 27, température 100.

Le 7. — Température 101,4. Le lavage donne issue à plus de 100 kystes. Les jours suivant un grand nombre de kystes continuent à s'échapper, quelques-uns plus volumineux que tous ceux vus jusqu'à présent ; le liquide devient peu à peu purulent et la température prend le caractère hectique.

Le 22. — Deux volumineux lambeaux de paroi kystique se présentent à l'ouverture et sont extraits ; le plus large mesure 4 pouces sur 3 et environ une ligne d'épaisseur. Ils sont légèrement jaunâtres, translucides, d'aspect hyalin et se séparent en deux couches ; ils faisaient évidemment partie de la membrane-mère d'un kyste hydatique et, du reste, le grattage de leur face interne donne des scolex reconnus au microscope.

27 août. — Deux nouveaux lambeaux sortent, assez analogues aux précédents ; l'un mesure 2 pouces sur 1.

Maintenant, les deux côtés du thorax mesurent 13 pouces et demi.

Après cette date, un petit nombre de kystes apparurent encore, le cas prenant l'aspect d'un empyème vulgaire traité par incision thoracique ; la malade, du reste, s'améliorait et gagnait du poids.

Elle quitta l'hôpital sur sa demande le 9 mai 1883, quoiqu'il restât encore une fistulette d'où s'écoulèrent chaque jour quelque gouttes de pus.

Elle fut revue chez elle le 6 mars 1884 en excellent état. Les seins ne s'étaient pas développés, les règles n'étaient pas apparues, et, quoique âgée de 17 ans, la fillette n'en paraissait pas plus de 10. Le côté droit du thorax s'était affaissé en provoquant une scoliose considérable avec affaissement de l'épaule droite ; la fistule était toujours ouverte et donnait par jour une cuillerée de pus épais et jaunâtre. Le côté gauche du thorax mesurait maintenant 14 pouces et le côté droit 12 ; la pointe du cœur était à un demi-pouce en dehors du mamelon. Le poumon droit était bien sonore et bien distendu par l'air, sauf à la base et dans les alentours de la région axillaire. Le foie était normal et il n'y avait nulle part de symptôme de nouvelle localisation hydatique.

OBSERVATION VI

(Leclerc et Tillier. — *Lyon Médical*, 1889.)

Kyste hydatique primitif de la plèvre, pyopneumo-thorax secondaire, traité par des injections antiseptiques dans la cavité pleurale ; accidents nerveux consécutifs au traitement. Opération d'empyème ; collapsus ; mort.

Pierre V..., corroyeur, 30 ans, entre le 2 août 1888, salle Sainte-Elisabeth, n° 19, dans le service de M. le professeur Lépine. La mère a souffert autrefois de manifestations strumeuses. Quant à lui, il a été traité de 7 à 10 ans pour des accidents du même genre à l'Antiquaille ; il porte au côté gauche de la face, dans les régions maxillaires et sur différents points des membres, de nombreuses cicatrices irrégulières dues à des abcès ganglionnaires osseux. A 25 ans il eut une cataracte de l'œil droit qu'il fit opérer par des empiriques. A la suite, cet œil subit la fonte purulente. A peu près à la même époque, la vue se mit à diminuer progressivement dans l'œil gauche, en sorte qu'aujourd'hui l'amaurose est presque complète et que le malade distingue tout au plus le jour de la nuit. Enfin, il existe une griffe congénitale des deux derniers doigts de la main droite.

Il aurait encore eu un rhumatisme subaigu de l'épaule droite, à l'âge de 20 ans, et 5 ans plus tard des palpitations pour lesquelles un médecin lui prescrivit la digitale ; il est d'une intelligence peu développée.

Au mois de janvier de cette année il ressentit des points douloureux au niveau du sein gauche d'abord, puis à la partie postérieure du thorax. Bientôt se déclara une dyspnée intense et le malade dut s'aliter il y a trois semaines. Il semble, d'après ce que lui avait dit son médecin, qu'il avait à cette époque une pleurésie gauche. Il n'a jamais eu d'œdèmes, jamais d'hémoptysies. Actuellement, il se plaint d'une douleur constrictive qui se manifeste au niveau du cœur au moindre mouvement, d'un point de côté en arrière à gauche et d'un peu de dyspnée.

On ne remarque pas de voussure thoracique à gauche ; ce côté est plutôt un peu plat. Le périmètre des deux côtés est le même. Tout le côté gauche est le siège d'une matité de bois qui remonte en arrière jusqu'à l'épine de l'omoplate. La matité ne se déplace pas dans l'aisselle ; mais il faut noter qu'elle occupe toute la région. Skodisme considérable sous la clavicule. Les vibrations ne sont pas totalement abolies à gauche, mais elles sont très diminuées ; elles existent même dans la ligne axillaire.

La respiration ne s'entend que tout à fait au sommet ; plus bas, silence complet à l'inspiration et souffle expiratoire léger. On perçoit de la pectoriloquie aphone dans toutes les limites de la matité.

Quant à l'égophonie, elle n'est pas très intense, mais il en existe un point sur le bord axillaire de l'omoplate, où la voix a nettement le timbre de mirliton.

Le cœur est très déplacé. La pointe bat presque sous le mamelon droit. Le maximum des bruits est à droite du sternum. Pas de souffle, seulement le claquement aortique ne paraît pas très net.

Pouls régulier assez fort, rapide : 120.

Respiration assez fréquente : 36. Cependant, le malade n'accuse pas beaucoup de dyspnée.

Urine très albumineuse, qui se prend pour ainsi dire en masse, soit par l'action de l'acide nitrique, soit par celle de la chaleur. Température rectale du soir : 38·7.

3 août. — A la visite du matin, on pratique une ponction aspiratrice qui donne issue à 1.200 grammes de liquide. La première colonne du liquide que l'on voit à travers l'index placé dans le tube aspirateur est claire et transparente ; sa couleur est blanche plutôt que citrine. Presque immédiatement 'e liquide prend une couleur rutilante, e' 'ant que dure l'écoulement, il garde cette teinte mais plus ou moins foncée. La ponction a été faite sur le bord antérieur de l'aisselle : on suppose que le poumon a pu être blessé par le trocart. On ne retire pas tout le liquide. Malgré cela, le malade a une légère quinte de toux et des crachats sanguinolents. Léger frisson un peu après la ponction.

Le matin 38°2 ; le soir 40°6.

4 août. — Le liquide retiré hier a laissé un caillot qui s'est rétracté dans des proportions énormes : au fond du vase est une couche très coloriée où sont précipités les globules sanguins ; au-dessus est une masse liquide légèrement teintée en rouge, au milieu de laquelle flotte un caillot très rétracté, tout à fait semblable aux caillots fibrineux. On perçoit nettement l'égophonie à la base gauche ; les vibrations persistent également en arrière et à gauche. La pointe du cœur bat toujours à droite.

Le matin 39°3 ; le soir 40°1.

5 août. — Le malade se trouve mieux. Il a des crachats adhérents, couleur sucre d'orge. La température est toujours élevée avec quelques oscillations. Jusqu'au 8 elle se maintient, le soir, au-dessus de 40.

Le 8, la sonorité est revenue dans tout le côté gauche, sauf une zone très limitée à la base ; les vibrations sont toujours diminuées. Ce retour de la sonorité est dû à un hydropneumothorax que l'on constate pour la première fois. On entend un souffle amphorique très net avec une respiration très obscure dans toutes les parties où on entend le souffle, et on observe la succussion hippocratique.

A partir de ce jour, la température baisse et le 19 on cesse de prendre la température.

Le 23 août le malade a une vomique de plus d'un litre ; le liquide, légèrement louche, présente quelques globules de pus. A partir de ce jour, la fièvre oscille et montre le type inverse plusieurs fois.

Le 30 août, expectoration purulente sans vomique ; ponction exploratrice sans résultat.

Le 3 septembre, l'urine contient beaucoup d'albumine.

Le 8 la fièvre persiste, on fait une nouvelle ponction

dans un nouvel espace : pas de liquide. On injecte 4 centimètres cubes de Vau Swieten.

Le 13 septembre, nouvelle ponction ; on retire environ 450 grammes de liquide très purulent et très fétide ; pendant cette ponction le malade est pris d'un état syncopal sérieux.

Le pouls se relève, grâce à quelques injections d'éther.

Le 14, état général le même ; mais à la suite de la ponction, il s'est produit une monoplégie incomplète du membre supérieur droit.

L'état général s'aggrave ; le malade est transporté dans un service de chirurgie, où M. Gangolphe pratique l'empyème ; il retire à peine quelques gouttes de pus ; trois jours après, mort dans le collapsus.

Autopsie. — Poumon droit 900 gr. ; poumon gauche 770 gr. ; foie normal.

En décollant le feuillet pariétal on le crève ; par l'ouverture sortent de grosses vessies ayant appartenu à des hydatides. La cavité qui les renferme paraît occuper lieu et place de la cavité pleurale. Les parois de la cavité ont, du côté externe, une épaisseur de 1 mm. environ. La paroi interne fait corps avec le poumon.

La partie du poumon gauche correspondant au kyste est carnifiée sur une épaisseur de plusieurs centimètres.

Il n'y a absolument aucune trace de vésicules hydatiques ailleurs que dans la plèvre gauche.

Pas de lésion dans le cerveau qui explique la monoplégie. L'incision de l'empyème avait porté dans le tissu pulmonaire, en avant du bord antérieur du kyste.

OBSERVATION VII

(Ollier de Vergèze, thèse de Lyon, 1892).
Kyste hydatique primitif de la plèvre droite. — Suppuration de la poche. —
Opération.— Consomption. — Mort.

C... Jeanne, 55 ans, ménagère, entre en mars 1892 à l'Hôtel-Dieu, salle Montazet.

Père et mère morts d'affections inconnues. Deux frères en bonne santé. Un frère mort de pneumonie. Pas d'enfants ; pas de fausses couches. Jamais aucune trace de scrofule, pas de glandes au cou dans l'enfance, pas d'ophtalmie.

De 12 à 45 ans, la malade, qui travaillait à la soie, n'a jamais été obligée d'interrompre son travail. Elle ne se souvient pas d'avoir été obligée de s'aliter. Réglée de 11 ans à 54 ans, régulièrement. Quelques pertes blanches.

La malade n'était pas sujette à tousser. Elle ne s'enrhumait pas facilement en hiver. Cette année, voilà quatre mois qu'elle a commencé à tousser et à se sentir plus faible, mais il n'y a qu'un mois qu'elle est plus malade. Elle semble avoir eu vers le 1er février des symptômes de grippe, petits frissons répétés, céphalalgie, catharre oculaire, sensation de brisement général. En même temps, point de côté assez violent en arrière, à la base du poumon droit. La malade avait de la toux et de l'oppression. Elle crachait assez abondamment.

Depuis cette époque, le point de côté a persisté ainsi que la toux ; l'expectoration est beaucoup moins abondante, l'oppression moins forte ; la malade a remarqué depuis un mois qu'elle avait un peu d'œdème des membres

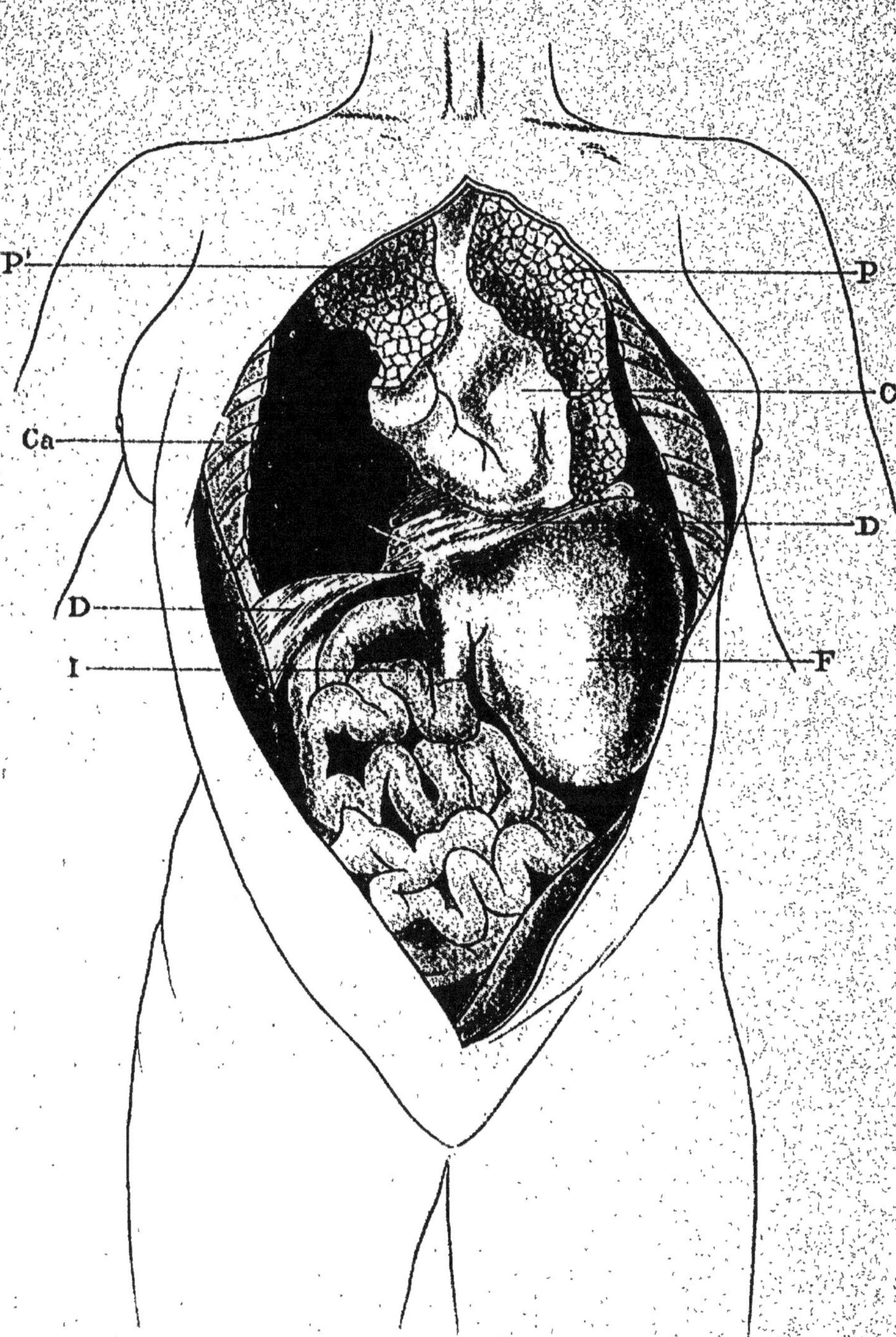

Kyste hydatique de la plèvre droite (d'après Ollier de Vergèze. — Obs. VII.)

C. Cœur. — P. Poumon gauche. — Ca. Cavité pleurale occupée par le kyste. I. Intestin. — P' Poumon droit refoulé par le kyste. — F. Foie.

inférieurs, disparaissant en partie lorsqu'elle restait couchée. Elle n'est pas alitée complètement, mais elle est obligée de se mettre au lit plusieurs heures pendant la journée. Elle dit avoir maigri; elle n'a pas le facies terreux et a encore la figure un peu colorée; l'œdème des membres inférieurs a en partie disparu par le repos, mais on détermine par la pression du doigt encore un léger godet à la région malléolaire gauche. Expectoration muqueuse peu abondante. Léger œdème au niveau de la région lombaire; pas d'œdème de la paroi thoracique.

A l'inspection, on trouve une voussure assez prononcée à la base droite, qui semble surtout augmentée dans le sens antéro-postérieur. Cette différence est appréciable aux mains entourant successivement chaque base.

A l'inspection, on note que les mouvements des côtes sont à peu près nuls à droite, surtout dans la région axillaire, tandis qu'ils sont très visibles à gauche.

A la palpation, les vibrations thoraciques sont très nettement diminuées à droite, surtout dans la moitié inférieure, mais nulle part elles sont abolies.

On n'a pas la sensation de flot.

A la palpation, matité absolue dans toute la hauteur du poumon droit depuis la base jusqu'à l'extrême sommet et dans toute la hauteur de la ligne axillaire.

Aussi est-il impossible d'examiner le déplacement de la matité par le changement de position.

Dans le sens transversal, en avant la matité arrive jusqu'à 0,01 à gauche du sternum.

A l'auscultation, dans toute la moitié inférieure, abolition complète du murmure respiratoire; dans la fosse sus-épineuse et sous la clavicule, souffle inspiratoire et expiratoire doux et lointain, pas de râles.

On a peu d'égophonie et de pectoriloquie aphone, mais

ces signes sont beaucoup moins nets qu'ordinairement. Sous la clavicule, les vibrations, en partie conservées, sont cependant diminuées. La matité est absolue ; quant à la respiration, elle est remplacée par le souffle aux deux temps signalé plus haut.

Le sternum n'est pas nettement dévié à gauche. Le cœur est notablement dévié à gauche et en bas, la pointe bat dans le sixième espace, presque dans la ligne axillaire. Les bruits sont sourds, sans souffle ; pas de frottements péricardiques. Constipation habituelle.

Urines : un peu d'albumine.

6 mars. — Ponction exploratrice dans le sixième espace, en arrière. On obtient un peu de liquide purulent. L'examen microscopique y montre des globules de pus et de larges cristaux de cholestérine.

8 mars. — Opération de l'empyème, faite par M. Porte. Issue de 5 litres environ d'un pus inodore, liquide, jaunâtre, sans grumeaux.

Sous l'influence d'un accès de toux, une énorme poche d'un tissu gélatineux et transparent est expulsée. Elle a tout l'aspect d'une poche de kyste hydatique. Examinée au microscope, elle apparaît formée de couches stratifiées parallèles. La couche la plus interne, détachée et étalée par petits lambeaux sur une lame de verre, laisse voir au microscope des crochets.

La malade a quelques accès de toux et de légères hémoptysies. Elle est très faible ; néanmoins, l'état général est assez bon. Le 9 et le 10, il semble même y avoir une légère amélioration. Le pansement est renouvelé. La plaie n'offre aucune trace de suppuration et les pièces du pansement sont à peine souillées par un peu de liquide qui s'est échappé de la cavité pleurale.

A partir de cette époque, la température augmente

progressivement, mais modérément. La malade s'affaiblit de plus en plus, répond difficilement aux quelques questions qui lui sont faites ; elle reste dans le décubitus dorsal, le faciès est pâle, les joues très amaigries, la langue sèche. Elle succombe le 16 mars. La température était de 39°4. Depuis quelques jours, elle avait des signes évidents d'une congestion pulmonaire assez intense dans le poumon droit, c'est-à-dire du côté où siégeait le kyste hydatique.

Autopsie. — A l'ouverture du thorax, on voit du côté droit le poumon refoulé en haut et réduit au volume d'une grosse orange ; au-dessous, une vaste cavité en forme de pyramide quadrangulaire dont le sommet arrive sur le poumon, jusque au sommet de la cavité pleurale, et dont la base est formée par le diaphragme. Cette cavité est tapissée par la plèvre, épaissie jusqu'à mesurer un demi-centimètre, d'apparence villeuse, gris-verdâtre, avec odeur rappelant celle de la gangrène. La cavité ne renferme plus de pus et plus de vésicules.

A la base, l'on recherche s'il y a communication entre cette cavité et le foie. On tombe sur une ouverture de la largeur d'une pièce de 5 francs, découpée comme à l'emporte-pièce et ressemblant à un véritable ulcère.

Cette ouverture donne accès à un cul-de-sac de la grosseur d'une noix qui n'est pas en communication avec le foie. Nulle part, avec un stylet, l'on ne peut trouver d'ouverture inférieure. Cet infundibulum a une forme d'entonnoir à large extrémité intra pleurale ; il semble dû à la pression du liquide cherchant à se faire jour vers le foie et le péritoine.

Quant au diaphragme, ses fibres sont en partie détruites à ce niveau, mais on en trouve encore manifestement entre le foie et le cul-de-sac pleural signalé plus haut.

Les poumons, surtout le droit, présentent des lésions de broncho-pneumonie.

Le foie est déplacé, le lobe gauche occupe l'hypocondre gauche et descend jusqu'au niveau de l'ombilic, de sorte qu'au premier abord on croit à une véritable inversion des viscères. Quant au lobe droit, il est réduit au volume d'une mandarine sans trace d'inflammation, ni de cavité kystique dans l'intérieur. On semble être autorisé à considérer cette malformation comme congénitale.

Il y a de la périhépatite en rapport avec les lésions de la plèvre droite.

Pas de péricardite. Rien au cœur.

Reins normaux. Pas trace de kystes hydatiques dans les autres organes.

Des résultats de l'autopsie il semble que le kyste était purement primitif, qu'il appartenait nettement à la cavité pleurale et n'avait aucune connexion avec le poumon et le foie. Ce dernier point avait déjà été établi lors de l'empyème, le doigt introduit par la plaie faisait sentir une surface lisse, contractile, qui était le diaphragme ; au-dessous l'on sentait la résistance qu'offrait le diaphragme.

OBSERVATION VIII

(Résumée)

J. Reboul. *Gazette des Hôpitaux*, 16 novembre 1893.

Kyste hydatique multiloculaire primitif de la plèvre droite, ouverture large avec résection costale et drainage. — Guérison. — Communication faite à la Société de Chirurgie.

M. Henri X..., 29 ans, m'est adressé le 15 juillet 1893 pour 2 tumeurs liquides siégeant à la partie moyenne et antérieure de la région thoracique droite.

Antécédents personnels. — Dans l'enfance, bonne santé; pendant cette période et plus tard, il avait souvent des chiens autour de lui et les caressait volontiers.

A 24 ans, angine diphtérique. A 25 ans, bronchite à droite. A 26 ans, influenza grave avec broncho-pneumonie. A 27 ans, quelques accès de suffocation avec toux quinteuse, sans expectoration ; à cette époque, amaigrissement rapide. Pendant un an et demi persistent la suffocation, une sensation de gêne, des points de côté. En novembre 1892, le malade est obligé de cesser tout travail.

Le 1er novembre 1892, douleur très vive du côté droit, suffocation intense, quinte de toux.

Un mois après, manifestations articulaires (douleur, gonflement), puis retour à un état meilleur.

En avril 1893, on constate accidentellement une tumeur à trois travers de doigt au-dessus du mamelon droit ; au commencement de juillet, les douleurs thoraciques augmentent d'intensité ; accès de suffocation courts, mais violents et apparaissant sans cause apparente. Dans l'intervalle des accès, gêne continuelle de la respiration. Une nouvelle tumeur apparaît au-dessus de la première. Diagnostic porté : abcès froid consécutif à une carie costale. Le 15 juillet, entrée à l'hôpital.

État actuel. — Facies pâle, amaigri. Essoufflement marqué au moindre effort. A l'examen du thorax deux tumeurs rénitentes à la partie antéro-latérale de la région thoracique droite, l'une au-dessous du mamelon, l'autre au niveau des 6e et 7e espaces intercostaux ; points douloureux costaux. A la palpation, vibrations thoraciques conservées, sauf au niveau des 2 tumeurs. A la percussion, submatité dans toute l'étendue de la région thoracique droite ; matité absolue au niveau des 2 tumeurs. La respiration s'entend dans tout le poumon droit, mais diminuée, lointaine, un peu de rudesse au sommet, ni égophonie, ni pectoriloquie.

Diagnostic : tuberculose pleuro-pulmonaire droite ancienne avec deux abcès froids d'origine costale.

Opération, 22 juillet. — Incision verticale de 10 centimètres sur la tumeur supérieure. Je suis obligé d'inciser profondément, jusqu'aux espaces intercostaux, avant de trouver la collection ; flot de liquide séreux trouble. Agrandissant alors l'incision, j'explore la poche : les deux côtes voisines (la 4° et la 5°) sont érodées, amincies, mais non cariées ; la cavité s'enfonce profondément dans le thorax ; j'en retire une membrane hydatique flottante.

Je prolonge l'incision sur la tumeur inférieure. Un flot de liquide eau de roche s'échappe et inonde la plaie ; une membrane hydatique se détache facilement.

L'exploration combinée des deux cavités avec les doigts montre que les poches sont accolées. Je résèque cinq à six centimètres des 5° et 6° côtes qui limitent en dehors les deux kystes au niveau de leur accolement et je réunis les deux cavités en une seule par excision de leurs parois contiguës. Explorant le kyste antéro-inférieur, je constate que deux points de sa paroi sont bombés ; je la perfore, et j'ouvre ainsi deux nouveaux kystes, l'un inférieur, caché sous la septième côte, l'autre antérieur, La résection de la 7° côte, sur une étendue de 6 centimètres, me permet d'ouvrir largement le kyste inférieur (le 3°), d'évacuer un liquide eau de roche et d'extraire une membrane hydatique.

Le kyste antérieur (le 4°) se prolonge en avant jusque sous le bord droit du sternum.

Faisant alors l'examen des parois des kystes mis à découvert, je ne trouve rien d'anormal à celles des 1°, 3° et

4° kystes ; mais à l'exploration du 2°, je sens à la paroi postérieure une tuméfaction ovalaire rénitente, faisant saillie. Je perfore en ce point, je pénètre dans une nouvelle cavité d'où sort un flot de vésicules hydatiques filles (environ 2 litres). Je résèque 2 centimètres de l'extrémité postérieure de la 6° côte, 5 centimètres de la 4°, et j'agrandis l'orifice aux dépens des parois des kystes supérieur, moyen et inférieur. La cavité pleurale est alors largement béante ; je puis, en introduisant la main, évacuer les vésicules hydatiques accumulées dans le sinus costo-diaphragmatique et dans la gouttière costo-vertébrale. La cavité pleurale était remplie de vésicules filles simples ou réunies en groupes ; une très petite quantité de liquide visqueux était mélangée aux vésicules; la cavité contenait, en outre, quelques lambeaux de membranes hydatiques.

L'exploration minutieuse du poumon ne me fait découvrir rien d'anormal; pas de kyste sensible, son tissu me paraît très perméable. L'examen des parois des autres kystes est négatif ; en bas, vers le diaphragme et le foie, je ne perçois pas de point rénitent.

Je fais alors un grand lavage au sublimé à 1/2 p. 1000 chaud, puis avec de l'eau bouillie jusqu'à ce que le liquide n'entraîne plus de membranes ou de vésicules.

Je laisse la plaie largement ouverte et me borne à réunir par des points de suture les parois kystiques aux lèvres cutanées de l'incision.

En résumé, il s'agissait d'un kyste hydatique multiloculaire primitif de la plèvre droite, constitué par quatre kystes simples et un grand kyste occupant la plus grande partie de la cavité pleurale et paraissant formé par la réunion de plusieurs poches rompues. Dans le cours de l'opération, malgré un examen minutieux répété, je n'ai pu trouver une origine hépatique ou pulmonaire.

Jusqu'au 1ᵉʳ octobre rétablissement progressif du malade qui élimine de temps en temps, par sa plaie, quelques membranes hydatiques.

1ᵉʳ octobre. — Bon état général, occlusion de la fistule pleurale. A la partie supérieure de la plaie, une fistulette, due à un fil de soie, persiste : extraction, injection de naphtol camphré.

6 novembre. — A l'examen, je constate à la base du thorax, à droite et en arrière, une petite tumeur fluctuante ; la ponction donne issue à 200 grammes environ de liquide eau de roche. Il s'agit donc d'un nouveau kyste qui, au moment de l'opération n'était pas sensible. Cependant l'état général est très amélioré, les forces reviennent de jour en jour, l'appétit est bon.

Notre malade peut voyager sans fatigue et reprendre ses occupations habituelles.

Observation IX

(Rebière. — Thèse de Paris, 1894.)

Mme L... C..., âgée de 38 ans, mariée, pas d'enfant, ni de fausses couches. Toujours règles régulières. Mère morte à 43 ans d'affection organique, et père mort à 63 ans de cystite calculeuse.

Elle n'a jamais habité de maison où il y a eu des chiens ou des moutons.

En 1888, elle a été prise subitement, une nuit, de douleurs violentes dans le côté droit ; ces douleurs, accompagnées d'oppression avec intensité terrible, ont duré trois heures lors de cette première crise, survenue sans cause appréciable.

Pendant un mois, des crises analogues, mais durant seulement une heure ou deux, revinrent toutes les après-midi ; elles étaient à peu près arrêtées par des piqûres de morphine.

Au bout de ce temps les crises s'atténuèrent, mais il persista quand même de l'oppression, et se manifestèrent de la peine à mouvoir le bras droit en même temps qu'au moment des efforts, une sensation de poids à l'épigastre.

En 1890, il se produisit une série d'accès d'oppression et de douleurs qui dura 4 mois ; entre les accès, la gêne de la respiration persistait, quoique très atténuée.

Jusqu'à ce moment, la malade avait été traitée pour une pleurésie chronique, et c'est alors que je la vis pour la première fois. Le diagnostic porté me parut du reste satisfaisant : la matité remontait du côté droit jusqu'à un travers de doigt au-dessous de l'épine de l'omoplate, le murmure vésiculaire était à peine perceptible, le cœur légèrement déplacé ; pas d'égophonie. J'appliquai un vésicatoire sur le côté.

Le 15 août, je remarquai au niveau du cinquième espace intercostal, un peu en avant de la ligne axillaire, une tumeur fluctuante à plus grand diamètre transversal et du volume d'un œuf de poule. La malade me dit qu'elle avait reçu quelques jours avant, en ce point, un coup de tête de vache.

Le 20 août, incision de 5 centimètres de long, écoulement de quelques gouttes de pus, drainage et lavages phéniqués. Le drain ne s'enfonce que de quelques centimètres et semble arrêté par des adhérences pleurales, car la paroi thoracique a été entièrement traversée par le bistouri.

Le 26 août, la malade était assise dans son fauteuil, lorsqu'elle sentit tout à coup son pansement inondé ; il fut, au bout de quelques minutes, traversé complètement. On vint me chercher et je constatai en le défaisant qu'il était sorti par la plaie, en même temps qu'une quantité de liquide clair comme de l'eau de roche, des débris de membrane et quelques petites vésicules absolument transparentes.

Il en sort quelques autres pendant les jours suivants, variant du volume d'un œuf de tourterelle à celui d'un œuf de poule ; certaines absolument intactes, d'autres réduites à l'état de longues membranes.

Le 3 septembre, le docteur Baronnet, de Nantes, vient voir ma malade et confirme le diagnostic porté depuis quelques jours de kyste hydatique intra-thoracique, certainement pleural et non pulmonaire, à cause de l'absence de tout symptôme d'affection de l'organe respiratoire.

Malgré les précautions antiseptiques, le liquide, qui continue à couler par l'orifice, a suppuré légèrement, puis abondamment, et les quelques hydatides qui en sortent encore de temps en temps sont suppurées, jaune-verdâtre.

La malade se cachectise et, malgré tout, refuse toute autre intervention que des pansements tout à fait superficiels.

Enfin et très tard, le 26 novembre, nous obtenons de dilater l'orifice par des tiges de laminaire et de faire deux fois par jour des lavages pleuraux à l'eau boriquée ou à l'eau bouillie simplement.

Malgré son insuffisance, cette thérapeutique améliora la malade. La suppuration diminua peu à peu, quoique bien lentement ; l'orifice, réduit à une fistule étroite et peu profonde, finit par se cicatriser. La malade n'avait plus de poussement le 20 décembre.

Actuellement (octobre 1894) elle présente seulement de la submatité dans la région thoracique droite, au-dessous de la sixième côte, et sur la même étendue un peu d'obscurité du murmure vésiculaire. L'état général est parfait et l'aspect des plus vigoureux.

OBSERVATION X

Service de M. le professeur Forgue. — Salle Martin-Tisson, 6.

C... F..., 2me génie, maçon, entre dans le service de M. Grasset le 16 août 1903, pour un point de côté droit ; il ne tousse pas ; quelques crachats striés de sang ; pas d'essoufflement ; un peu d'anorexie, un peu de diarrhée.

Début. — Souffre depuis quelques jours du côté droit ; avant-hier, entre 8 heures et minuit, a eu un point de côté.

Antécédents personnels. — Oreillons cet hiver.

Antécédents héréditaires. — Père bien portant ; mère morte de fluxion de poitrine ; 7 frères en bonne santé ; en a perdu 7.

Examen. — Température: 37·9 ce matin. Aurait eu 39 à la caserne. Pas d'albumine dans les urines.

Thorax. — En avant submatité, à droite, au tiers supérieur ; matité notable dans le tiers inférieur ; vibrations abolies. Obscurité, pas de souffle, pas d'égophonie.

En arrière, submatité à la base droite, un peu d'obscurité, pas de bruits anormaux.

Diagnostic. — Pleurésie enkystée de la base droite.

18 août. — Température, 38. Pas de crachats.

Examen. — *En avant*: voussure du côté droit ; sonorité au sommet droit ; submatité dans le tiers moyen ; matité à partir de trois travers de doigt au-dessus du mamelon; le foie paraît abaissé ; vibrations abolies et obscurité dans le tiers inférieur.

En arrière : pas de voussure; vibrations conservées ; respiration normale ; pas de souffle, ni d'égophonie, ni de pectoriloquie aphone; quelques frottements pleuraux dans la région axillaire. La mensuration donne une augmentation de 2 cm. pour le côté droit.

Diagnostic hésitant entre : kyste hydatique ;

       épanchement enkysté ;

       abcès froid costal ;

       épaississement pleural.

Ponction exploratrice dans le troisième espace intercostal, au-dessous du mamelon. A 2 cm. de profondeur, on ramène du liquide citrin polynucléaire.

Le 19 août, pas de douleur à la pression du phrénique au niveau des scalènes droits, ni dans les espaces intercostaux.

Phonendoscopie : le foie déborde les fausses côtes d'un travers de doigt 1|2.

La limite supérieure du foie se trouve au niveau de la quatrième côte, la limite inférieure au niveau de la sixième.

Thoracentèse au niveau de la ponction de la veille, pas d'écoulement de liquide, en enfonçant le trocart de 4 cm. En retirant de 2 cm., on extrait 430 cc. d'un liquide séro-fibrineux légèrement louche. Ce liquide contient 6 gr. 8 de chlorure par litre.

Le 20. — Pouls 60. Submatité de la quatrième à la sixième côte droite ; pas de frottement pleural ; obscurité respiratoire. Dans l'aisselle, quelques frottements.

Le 24. — Apyrexie depuis deux jours.

Le 27.— Dans la nuit, diarrhée, céphalée.

Thorax : en avant : sonorité, 1|3 supérieur ;
submat., 1|3 moyen ;
sonorité, 1|3 inférieur.
en arrière : submatité à la base droite,

Le 6 septembre. — En avant, à droite, matité commençant à la deuxième côte. Vibrations conservées. Frottements.

En arrière, base droite, sonorité normale.

Le 12. — Fièvre légère persistante. Obscurité et quelques frottements jusqu'à deux travers de doigt au-dessus du foie.

Le 13. — Frottements sous la clavicule. Obscurité au tiers moyen. Vibrations diminuées à la base.

Ponction exploratrice dans le quatrième espace : liquide séro-purulent, formule polynucléaire.

Le 16. — Hier un point de côté très violent ne cédant qu'à une injection de 2 cgr. de morphine.

En arrière, submatité à la base droite. Vibrations diminuées. Souffle, égophonie. Pas de pectoriloquie aphone.

Ponction au Potain dans le quatrième espace, amène 100 gr. de liquide séro-purulent.

Le 17. — En arrière, matité à quatre travers de doigt au-dessous de l'épine de l'omoplate. Skodisme au sommet. Vibrations abolies en bas. Souffle expirateur. Egophonie. Pectoriloquie aphone. Pas de frottements.

Température élevée. Peu d'urine.

Le 18 - En avant : matité commençant à la deuxième côte droite et allant jusqu'au foie sans zone de sonorité au-dessous du foie.

En arrière, matité jusqu'à un travers de doigt au-dessous de l'angle de l'omoplate. Egophonie. 2 thoracentèses en arrière (8°-9° espace intercostal) ne donnent rien.

22 septembre. — En arrière, souffle à la partie moyenne

avec égophonie, pectoriloquie aphone et quelques frottements.

24 septembre. — Frottements sur toute la hauteur.

18 octobre. — Matité jusqu'à l'épine de l'omoplate. Six
ponctions exploratrices ne ramènent pas de liquide.

13 octobre. — Toux sans crachats ; fièvre à oscillations
depuis quelques jours.

En avant, vibrations diminuées. Obscurité. Quelques
frottements à la partie supérieure.

En arrière, pectoriloquie aphone très nette.

20 octobre. — En avant, obscurité complète, pas de
frottements ; en arrière, obscurité et frottements sur toute
la hauteur.

23 octobre. — En arrière à droite : matité commençant
à l'épine de l'omoplate ; obscurité, frottements.

En avant : matité, obscurité complète.

Ponction exploratrice au-dessous du mamelon : 3 cent.
cubes de pus.

24 octobre. — Le malade passe en chirurgie.

25 octobre. — Résection d'une côte ; empyème. On place
deux drains de très petit calibre.

1er novembre. — Le malade passe au service de M. Forgue. On fait le pansement avec toutes les précautions
d'asepsie. Le malade est très essoufflé.

2 novembre. — Soir ; 38°6. On change le pansement.

3 novembre. — Soir : 38°7. On change le pansement.

5 novembre. — Le malade est essoufflé et tousse
beaucoup.

8 novembre. — Hémoptysie légère. Grande agitation.

12 novembre. — Pouls faible ; le malade se sent très
fatigué.

15. — Hémoptysie assez abondante.

24. — On change les drains contre des drains de plus

gros calibre ; le malade a une quinte de toux et rejette une vésicule hydatique.

30. — On examine les crachats du malade et on constate des membranes (vésicules) qui ne laissent aucun doute ; il s'agit d'un kyste hydatique.

1ᵉʳ décembre. — L'état général est très mauvais ; température, 39° 2.

2. — Opération par M. le professeur Forgue : Incision en U, délimitant un lambeau dont la base a 33 centimètres de large et dont la hauteur est de 14 centimètres. La branche antérieure de l'U commence à la hauteur du mamelon droit, à 4 travers de doigt en dedans ; elle descend jusqu'au voisinage du rebord costal, coupe transversalement tout l'hémithorax droit, se porte en arrière, où son point symétrique du point d'origine se trouve à 4 travers de doigt de la ligne épineuse et remonte en dessus et en dedans de l'angle inférieur de l'omoplate. Ainsi est taillé un large lambeau comprenant la peau, le tissu cellulaire sous-cutané et les muscles que l'on dissèque rapidement à cause du très mauvais état du malade. Chemin faisant, on a rencontré un trajet fistuleux répondant à la précédente incision. Cette incision, longue de 11 centimètres à peine, avait été conduite obliquement au-dessous du mamelon, et le trajet fistuleux répondait à peu près au dessous du mamelon.

Rapidement je procède, suivant ma technique habituelle, au désossement et à la résection des 7e, 6e, 5e, 4e et 3e côtes. Ces résections costales sont très largement conduites ; elles commencent en avant à 1 travers de doigt de l'articulation chondro-costale correspondante, et même, pour les 2 côtes supérieures, la section porte au niveau de cette articulation. En arrière la résection est portée aussi loin que le permet la présence du bord axillaire de l'omoplate ; même, pour reporter aussi loin que possible en arrière cette section, je fais soulever, par des écarteurs de Trélat, le bord axillaire, et grâce à une incision profonde des plans musculaires, je puis pratiquer cette section jusque sous l'omoplate.

Une fois les côtes ainsi réséquées, j'étudie, après grattage des points fongueux, la paroi molle qui résulte de ce large désossement. Une sonde cannelée est introduite dans la région sous-mammaire par le trajet fistuleux persistant, et sur cette sonde, à coups de bistouri, j'incise la paroi : deux pinces à abaissement sont placées sur chacune des lèvres de l'incision, comprenant la plèvre pariétale épaissie et les parties molles de la paroi thoracique. L'index droit servant de guide, je suis conduit, par des débridements successifs, dans une grande loge qui est largement découverte. Elle se trouve en haut, son grand diamètre transversal paraissant répondre à la quatrième côte réséquée ; en bas, elle est bornée par une masse recouverte d'une plèvre épaissie que l'on reconnaît être le lobe pulmonaire moyen ; elle est occupée par une volumineuse poche hydatique grosse comme une orange, avec quelques rares vésicules filles, que l'on extrait d'une seule pièce en insinuant la main jusque dans la profondeur de la loge ; on s'aperçoit alors qu'en haut la loge est bornée par le lobe pulmonaire supérieur, refoulé et emprisonné par d'épaisses néo-membranes. Donc, ce n'est pas dans une cavité intra-pulmonaire que se trouvait la poche hydatique ; c'est dans une loge de pleurésie enkystée interlobaire.

Les suites de l'opération ont été inquiétantes pendant une dizaine de jours. Le choc a été assez considérable, et la température, vers le quatrième jour, a monté au delà de 39·; mais, dès le 8 décembre, la descente de la courbe s'est accentuée de jour en jour.

Depuis lors, l'état général a fait des progrès considérables ; l'alimentation a été reprise ; le malade, qui pesait 38 kilos au moment de l'opération, pèse aujourd'hui (20 avril) 67 kilos. La cicatrisation de la plaie est complète ; à peine persiste-t-il en arrière un petit point fistuleux. L'hémithorax droit présente un aplatissement considérable en coup de hache ; cela se voit surtout quand on le regarde d'arrière en avant.

PRONOSTIC

Abandonné à lui-même, le kyste hydatique primitif de la plèvre est absolument fatal. Il n'emprunte pas son caractère de malignité à sa nature même, mais aux troubles qu'il occasionne par son développement. D'ordinaire, le malade meurt par progression des symptômes pulmonaire dus à la présence de la collection pleurale ; dans quelques cas, cette terminaison fatale s'est produite au cours d'une crise de dyspnée, mais elle survient plus vulgairement par asphyxie progressive. Exceptionnellement la mort est due à l'infection de la poche, comme dans le cas de Wolmann.

Le pronostic des échinocoques de la plèvre est infiniment plus grave que celui des échinocoques du poumon. Neisser a réuni 31 cas, dans lesquels il n'y a pas eu d'intervention chirurgicale. Or, les 31 malades ont succombé. Dans 11 de ces cas, il s'agissait d'échinocoques primitifs de la plèvre ; 8 fois la plèvre avait été envahie par des kystes venant du poumon ; enfin, les 12 derniers cas concernaient des échinocoques du foie ayant fait irruption dans la plèvre.

On voit par ces chiffres qu'en l'absence d'intervention, dans tous les cas connus d'échinocoques primitifs ou secondaires de la plèvre, la mort a été la conséquence de la maladie abandonnée à elle-même. Le pronostic de l'affection, après intervention chirurgicale, est, au contraire, favorable. Convenablement traités, et traités à temps, les kystes hydatiques de la plèvre doivent guérir.

TRAITEMENT

On peut opposer aux kystes hydatiques de la plèvre soit le traitement médical, soit le traitement chirurgical.

I. TRAITEMENT MÉDICAL. — On a voulu attaquer le ver vésiculaire dans sa vitalité et sa nutrition. Les tentatives auxquelles on a eu recours ont eu des fortunes variées, mais en somme peu encourageantes.

On a d'abord essayé le mercure à cause de ses propriétés antiseptiques et parasiticides, mais il n'a donné aucun résultat. On a aussi employé la térébenthine, mais dans les cas où elle a paru efficace, elle l'a surtout été en améliorant les phénomènes phlegmasiques qui accompagnaient le kyste, et, à ce titre, elle a pu rendre quelques services que l'on aurait aussi bien retiré sans doute de l'administration d'un balsamique quelconque. Laënnec, se fondant sur cette observation assez curieuse que les moutons qui paissent dans les prés salés sont exempts d'hydatides, pensa que le chlorure de sodium pourrait être employé avec avantage. Mais ce médicament n'a pas justifié les espérances qu'il avait pu donner lors des premiers essais de Laënnec. On a enfin eu recours, sans plus de succès, à l'iodure de potassium, et le kamala, que le docteur Iljaltelin, médecin islandais, préconise, ne semble pas influer beaucoup sur l'évolution des kystes.

En résumé, le traitement médical dirigé contre la vitalité des kystes hydatiques de la plèvre a été si souvent, si généralement impuissant, que l'on ne sait s'il convient de lui attribuer réellement le mérite de quelques guérisons survenues durant l'administration de tel ou tel médicament. (Héarn, thèse de Paris, 1875.)

II. TRAITEMENT CHIRURGICAL. — Il comprend soit la ponction simple suivie ou non d'injection médicamenteuse, soit l'incision avec ou sans résection costale.

a) *Ponction*. — Cette méthode est la plus couramment employée dans les pays où les échinocoques sont fréquents. Hjaltelin affirme que le succès est la règle. Mais toutes les statistiques ne sont pas aussi favorables : Maydl a réuni 16 observations dans lesquelles la ponction simple a été pratiquée ; la mort est survenue 11 fois et la guérison 5 fois, soit une mortalité de 68,7 pour 100. Si on analyse les causes de la mort, on constate que 5 opérés sont morts à la suite d'une pleurésie purulente ou d'un pyopneumothorax. Dans plusieurs de ces cas, l'existence du pus était antérieure à la ponction, mais il est arrivé aussi que la suppuration a été provoquée par la ponction, sans doute parce que l'antisepsie avait été insuffisante. Par contre, dans les 6 autres cas terminés par la mort, c'est bien la ponction qui doit être incriminée. Les malades ont succombé quelques minutes ou au plus tard 24 heures après l'opération, et cette mort rapide a été observée, même après une simple ponction exploratrice. Dans la plupart des cas, la mort survient à la suite de l'étouffement résultant de la rupture du kyste et de l'irruption des hydatides dans les bronches. Mais il faut reconnaître cependant que quelquefois cette irruption est suivie de la guérison de la maladie.

La ponction exploratrice elle-même n'est pas exempte de dangers, et parmi les accidents qu'elle peut occasionner, un surtout, la suffocation, peut enlever le malade très rapidement. Abstraction faite de ses dangers, la ponction présente du reste un grand inconvénient : une fois que le kyste est vidé de son contenu et que ses parois sont affaissées, il devient difficile de retrouver la poche si on entreprend une opération.

Pour toutes ces raisons, et en dépit de quelques succès obtenus par Maydl et Mosler à la suite de ponctions suivies d'injections médicamenteuses, nous croyons que cette pratique doit être rejetée (Heydenreich, *Semaine Médicale*, 1891, p. 449).

b) *Incision avec ou sans résection costale*. — La méthode de l'incision est la méthode de choix. On a pratiqué soit l'incision simple, soit l'incision avec résection costale. Celle-ci ne complique en rien le traumatisme ; elle a, par contre, le grand avantage de donner plus de jour et de permettre au chirurgien de bien vider le kyste et ultérieurement de faciliter le drainage et les lavages ; enfin, elle n'entrave en rien l'accolement des parois de la poche.

La résection costale primitive nous paraît donc indispensable dans le traitement des kystes hydatiques de la plèvre. Même dans les cas d'empyème pour pleurésie purulente, cette méthode donne de très bons résultats. Voici, en effet, ce que publie le professeur Antony dans les *Archives de médecine et de pharmacie militaires* (année 1894) : « L'empyème a été pratiquée dans 109 cas ; l'opération a été suivie de décès dans 10 0|0 des cas ; mais cette proportion est descendue à 7 toutes les fois qu'on a pratiqué la résection costale. »

Rosenberg publie également une statistique très favorable à la résection costale primitive. Dans la statistique de Maydl, nous trouvons que la résection costale a été pratiquée 4 fois pour des kystes hydatiques de la plèvre, et la terminaison a été la guérison.

En France, Lucas-Championnière, Bouilly, Peyrot, se prononcent très catégoriquement pour la supériorité de la résection costale, et, dans la discussion sur la chirurgie du poumon, qui eut lieu au 9ᵉ Congrès de chirurgie, nous voyons Tuffier et Walther rapporter des cas dans lesquels des résections costales étendues ont été pratiquées avec succès. M. Delagenière (du Mans) pense que pour drainer et désinfecter la plèvre, il faut réséquer les 6ᵉ, 7ᵉ, 8ᵉ et 9ᵉ côtes. M. Jonnesco communiqua également au même congrès l'observation d'un jeune homme de 17 ans, porteur d'un kyste hydatique du poumon ouvert dans la plèvre, chez lequel il pratiqua la résection partielle de la 6ᵉ et de la 7ᵉ côtes avec un résultat excellent.

Enfin dans notre observation, nous voyons que M. le professeur Forgue a réséqué les 7ᵉ, 6ᵉ, 5ᵉ, 4ᵉ et 3ᵉ côtes avec succès.

Nous croyons donc pouvoir conclure que dans les traitements des kystes hydatiques de la plèvre, la résection costale primitive est indiquée. On peut ainsi facilement explorer la cavité pleurale, la vider de son contenu et faire de larges lavages. Quant au temps nécessaire à la cicatrisation, il varie beaucoup; mais dans les cas favorables deux mois suffisent.

Dans quelques observations, on a noté des accidents survenus subitement un temps variable après l'opération.

Ces accidents (fièvre, douleurs, vomissements) étaient dus sans doute à l'obstruction du drain par des vésicules hydatiques. Il a suffi de déboucher le tube pour les faire disparaître.

A ce propos, il est une question très discutée, c'est celle des grands lavages post-opératoires. On a prétendu que les lavages étaient un obstacle à la cicatrisation de la cavité, et on a conclu qu'il fallait n'y recourir qu'en cas de nécessité, lorsqu'on a lieu de redouter des accidents infectieux. On a dit encore que les lavages étaient dangereux et on leur a imputé des accidents graves. On comprend facilement que si les lavages peuvent présenter une certaine gravité, ce n'est que dans les cas où il existe une fistule pleuro-bronchique, comme cela se voit dans les kystes hydatiques pleuraux provenant de la rupture des kystes pulmonaires. C'est ainsi que dans une observation de Fabricant, le lavage, avec une solution d'acide borique et de thymol, provoqua une inflammation de l'arbre laryngo-bronchique et eut la mort pour conséquence.

Mais si des accidents de cette nature sont susceptibles de se produire dans les kystes de la plèvre communiquant avec le poumon, ils ne sont pas à redouter dans les kystes primitifs, n'ayant aucune connexion avec l'appareil broncho-pulmonaire. Les lavages sont donc très utiles dans ces cas ; ils permettent de bien débarrasser la cavité kystique des paquets membraneux qu'elle peut contenir ; et en effet, il suffit de lire les observations pour se convaincre que dans la majorité des cas, les lavages ont eu des résultats excellents.

Quant à la nature du liquide à injecter, il varie avec les chirurgiens. Renault employait la liqueur de Van Swieten en petites doses, Moizard se servait d'une solution d'iode ioduré, Jules Rémy du chlorure de zinc, Fernet du chloral, Bouchard du naphtol, Laveran, du crésyl.

Aujourd'hui on emploie le plus couramment une solution boriquée à 40 pour 1000 ou bien une solution de chlorure de zinc à 1 pour 100. On a encore employé avec succès, des solutions d'acide salicylique variant de 1 à 3,50 pour 1000. Enfin on peut recourir simplement à l'eau bouillie, tout en faisant de temps à autre une injection au sublimé à 1/2000.

Le drainage doit être fait sérieusement ; on met dans la cavité kystique un ou deux gros drains qu'on attache ensemble en canons de fusil, en ayant soin de les placer au point le plus déclive. Une bonne précaution est de les fixer, pour éviter leur chute dans la cavité pleurale.

En résumé, la ponction même exploratrice est à rejeter. La méthode de choix pour le traitement des kystes hydatiques de la plèvre est l'incision, de préférence avec résection costale, et suivies de lavages antiseptiques. On arrive ainsi à guérir plus des trois quarts des échinocoques de la plèvre.

CONCLUSIONS

1° Les kystes hydatiques primitifs de la plèvre sont très rares ; mais leur existence tend de moins en moins à être mise en doute ; des observations précises montrent en effet que des kystes étaient formés dans la cavité pleurale, sans aucune connexion avec le poumon et sans coexistence d'hydatides dans d'autres organes.

2° Le diagnostic très délicat ne peut être que difficilement établi. La localisation primitive de l'hydatide ne peut être que soupçonnée.

3° Le pronostic est fatal, quand le kyste est abandonné à lui-même ; il est favorable, si on a recours à une intervention.

4° Le traitement médical est complètement abandonné. La ponction avec ou sans injections médicamenteuses n'est pas sans dangers. On doit recourir à l'incision avec résection costale, qui réunit aujourd'hui la majorité des suffrages.

INDEX BIBLIOGRAPHIQUE

ANDRAL. — Cliniques médicales. Paris, 1829, t. II, p. 406.

DAVAINE — Traité des entozoaires. 2ᵉ éd., 1877.

FORGUE et RECLUS. — La chirurgie du poumon. Gaz. hebdom. Paris, 12 sept. 1891.

GENOUVILLE. — Volum. kyste hydatique de la plèvre droite. Bull. Soc. anat.

GEORGESCO CARPATIANO. — Kystes hydatiques primitifs de la plèvre Thèse de Paris, 1890.

GALLARD. — Société médicale des hôpitaux. Kystes hydatiques de la plèvre droite.

HÉARN. — Kystes hydatiques du poumon et de la plèvre. Thèse de Paris, 1875.

HEYDENREICH. — Semaine médicale, 1891, p. 449.

LEHMAN. — Des kystes hydatiques du poumon ouverts dans la plèvre. Thèse de Paris, 1882.

LECLERC et TILLIER. — Lyon médical, 1889. Kystes hydatiques de la plèvre.

MOUTARD-MARTIN. — Gazette hebdomadaire, 1876, p. 614.

OLLIER DE VERGÈZE. — Kystes hydatiques primitifs de la plèvre. Thèse de Lyon, 1892.

RECLUS. — Relation sur la chirurgie du poumon au 9ᵉ Congrès de chirurgie. Paris, octobre 1895.

TUFFIER. — De la pneumotomie dans le traitement des kystes hydatiques du poumon. 10ᵉ Congrès français de chirurgie. Paris, octobre 1896.

Terrier. — Thoracentèse et drainage pleural. Progrès médical, 20 avril 1896.

— Chirurgie de la plèvre. Progrès médical, 24 octobre 1896.

Trousseau. — Cliniques de l'Hôtel-Dieu, tome I.

Vigla. — Hydatides de la cavité thoracique. Arch. gén. de médecine, 1855.

MONTPELLIER. — IMPRIMERIE GUSTAVE FIRMIN, MONTANE ET SICARDI. — 1441-3.